# Contents

| | |
|---|---|
| Aplicación de la Reflexología podal | 1 |
| Aplicación de la Reflexologia | 3 |
| Introducción | 4 |
| Conocimiento y estudio de los Sistemas | 6 |
| Tema 1 Sistema Digestivo | 7 |
| La salud y la vitalidad del ser humano dependen en gran parte de la capacidad de realizar un adecuad | 8 |
| Funciones de las Glándulas anejas. | 22 |
| Casos prácticos y forma de realizar el masaje en los pies | 24 |
| Tema 2. | 41 |
| Casos prácticos | 55 |
| | 58 |
| Tema 4. | 79 |
| Casos prácticos | 89 |
| Tema 5. | 99 |
| Tema 6. | 110 |
| Trastornos frecuentes | 115 |
| Casos prácticos | 119 |
| Columna Vertebral  Puntos reflejos | 126 |
| Posibles síntomas: | 129 |

Tema 7  Sistema Oseo articular    133

Casos prácticos    136

Tema 8 Sistema Nervioso    137

Casos prácticos    145

Tema 9. El Sistema Sensorial    151

Tema 10    166

Casos prácticos    177

Aplicaciones:    180

Tema 11.  Sistema Reproductor    181

Casos prácticos    191

Casos prácticos    196

Tema 12.  Sistema inmunologico    198

Casos prácticos    216

Tema 13. Recomendaciones prácticas.    218

Antes del Masaje preparar el pie    239

Tema 13 Reflexología como calidad de vida    245

Aceites esenciales    249

Bibliografia    256

Láminas reflexo-podal.    259

Books By This Author    265

# Aplicación de la Reflexología podal

## Casos practicos

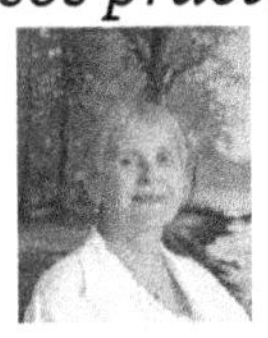

# Aplicación de la Reflexología

## Casos prácticos

# Introducción

La Reflexología podal como técnica, trabaja presionando los puntos reflejos en los pies , en las manos o en la cabeza.

Para interactuar con una parte del Sistema Nervioso central.

Al interactuar irá provocando en el cuerpo una profunda relajación y sus efectos serán sanadores y liberadores.

Tendremos en cuenta los trastornos en el cada uno de los Sistemas del Cuerpo.

Adjuntamos el mapa podal para la aplicación de los masajes.


Los  Sistemas del Cuerpo Humano

1- Sistema Digestivo.

2- Sistema Respiratorio.

3- Sistema Circulatorio.

4- Sistema Linfático.

5- Sistema Excretor.

6- Sistema Óseo Esquelético.

7- Sistema Muscular.

*8- Sistema Nervioso.*

*9- Sistema Sensorial.*

*10- Sistema Endocrino-Hormonal.*

*11- Sistema Reproductor.*

*12- Sistema Inmunológico.*

# Conocimiento y estudio de los Sistemas

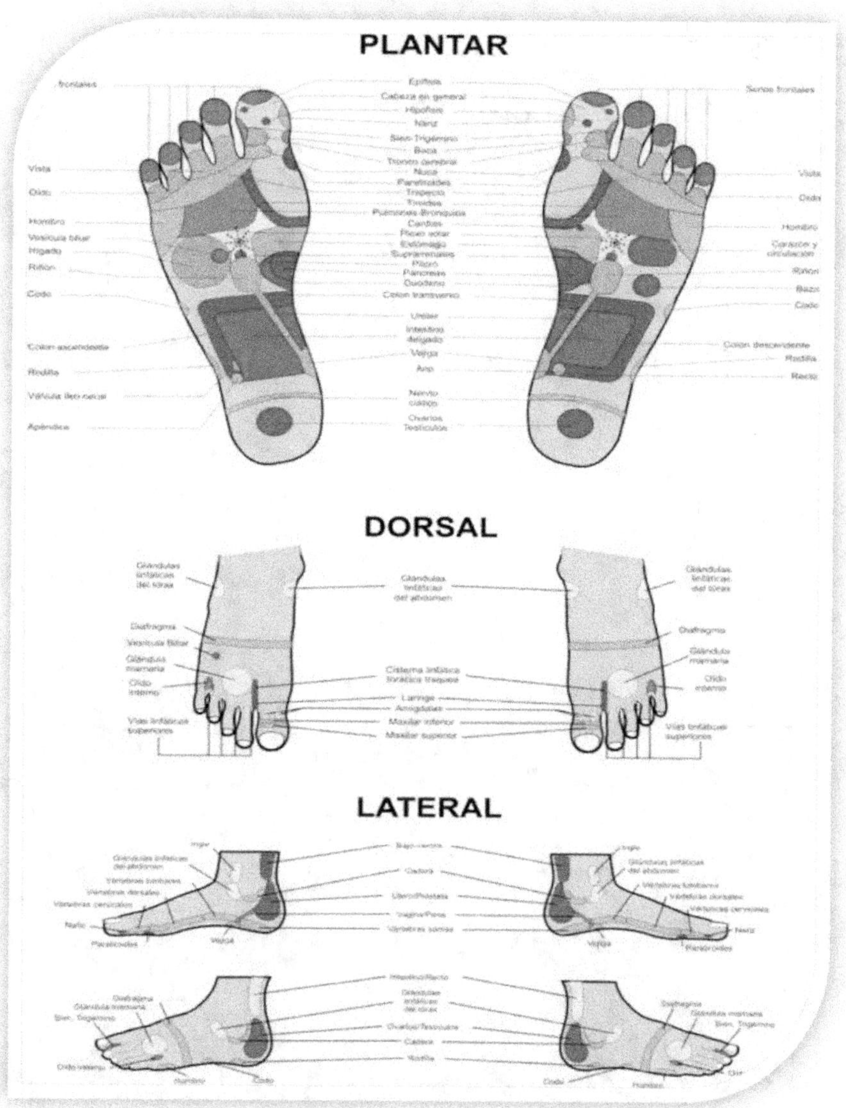

# Tema 1 Sistema Digestivo

*La salud y la vitalidad del ser humano dependen en gran parte de la capacidad de realizar un adecuado proceso digestivo.*

Nuestra fuente energética son los nutrientes que ingerimos a diario.

El Sistema Digestivo se encarga de llevar a cabo el complejo proceso de los alimentos para asimilar toda la energía que necesitamos.

Se encarga de digerirlos para hacerlos aptos para ser absorbidos primero y luego asimilados y eliminar los residuos.

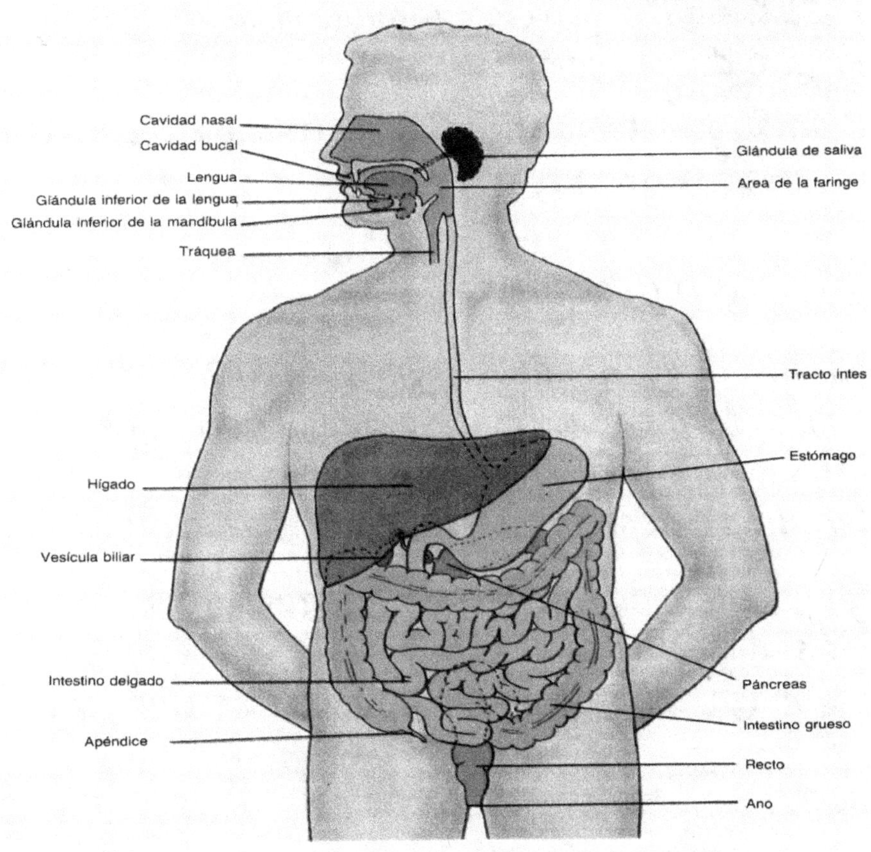

Cavidad nasal
Cavidad bucal
Lengua
Glándula inferior de la lengua
Glándula inferior de la mandíbula
Tráquea
Glándula de saliva
Area de la faringe
Tracto intes
Estómago
Hígado
Vesícula biliar
Intestino delgado
Apéndice
Páncreas
Intestino grueso
Recto
Ano

*El Sistema Digestivo comprende el tubo digestivo y las glándulas anejas.*

*Cuando el Sistema Digestivo no funciona bien, todo el cuerpo se resiente.*

*EL TUBO DIGESTIVO.*

*Es un largo conducto, más de 10 metros de longitud, que se extiende desde la boca, que es un orificio de entrada, hasta el ano, que es el orificio terminal o de salida de los residuos de la digestión.*

*En el tubo digestivo se distinguen la boca, las glándulas salivares, la faringe, el esófago, el estómago, el intestino delgado y el intestino grueso.*

*BOCA.*

*Es la entrada del tubo digestivo. Es una cavidad limitada por el paladar, los carrillos y la lengua. La porción posterior del paladar es más blanda que la anterior y en su parte media presenta una prolongación carnosa denominada úvula o campanilla.*

*Los bordes laterales del velo del paladar se unen a las paredes de la faringe, formando salientes o repliegues a cada lado, entre los cuales queda una cavidad ocupada por unas glándulas llamadas* amígdalas.

FARINGE.

La faringe está situada inmediatamente detrás de la boca. Es un conducto corto, que tiene muchas aberturas de comunicación. Por arriba se comunica con las fosas nasales, mediante dos orificios, llamados las coanas, y el oído, mediante las trompas de Eustaquio. Por su parte inferior, la faringe se comunica con la laringe y el esófago.

La comunicación de la faringe con la laringe está protegida por una lámina cartilaginosa llamada epiglotis. Los alimentos no pueden pasar a la tráquea porque en el momento de la deglución se levanta la laringe y queda la epiglotis abatida sobre ella. A ambos lados de la faringe están dos órganos llamados amígdalas.

ESÓFAGO.

El esófago es un tubo que va desde la faringe hasta el estómago y mide de 20 a 25 cms. Desciende verticalmente entre la tráquea y la columna vertebral, atraviesa el diafragma y comunica con el estómago por un orificio llamado cardias.

Prácticamente, el esófago es un conducto de paso

de los alimentos, ya que la superficie interna es acanalada longitudinalmente.

Las células de revestimiento abundan, al estar expuestas al continuo roce de los alimentos se regeneran activamente.

## ESTÓMAGO.

El estómago es una gran dilatación del tubo digestivo, en forma de "fuelle de gaita" alargada verticalmente, que está situado debajo del diafragma.

Posee dos orificios: uno superior, que lo comunica con el esófago, llamado cardias, y otro inferior, por el que se comunica con el intestino delgado, denominado píloro.

Interiormente, está tapizado por un conjunto de glándulas que segregan diferentes fermentos y ácido clorhídrico. Al líquido que resulta de la mezcla de estas sustancias se le denomina jugo gástrico.

En la pared del estómago hay fibras musculares lisas, oblicuas, longitudinales y circulares, y su interior no es liso, sino que presenta arrugas y pliegues.

*INTESTINO.*

*El intestino es un tubo de unos ocho metros de longitud situado a continuación del estómago.*

*En él se distinguen el Intestino Delgado y el Intestino Grueso.*

*El Intestino Delgado se halla a continuación del Estómago y comprende el duodeno, el yeyuno y el íleon.*

*En el interior del Intestino Delgado existen multitud de salientes de un milímetro de longitud, las vellosidades intestinales. En estas vellosidades circula la sangre por una arteriola y una venita, y la linfa por un pequeño vaso llamado vaso quilífero.*

*El Intestino Grueso comprende tres regiones: el ciego, el colon y el recto.*

*El ciego es la primera parte y se une al Intestino Delgado por la válvula íleo-cecal. El ciego lleva una prolongación lateral, el apéndice vermiforme que reviste especial interés debido a que es asiento frecuente de procesos patológicos.*

*El colon comprende una porción ascendente, una porción transversal y una porción descendente que termina en el recto.*

*El recto es la última parte del intestino, en cuyo extremo se abre el ano u orificio de salida de los restos de la digestión.*

*Tiene unos doce centímetros de longitud y está normalmente vacío, excepto poco antes y durante la defecación. En las paredes del canal anal hay dos fuertes hojas planas de músculos llamados esfínteres interno y externo.*

*LAS GLÁNDULAS ANEJAS.*

*Se distinguen las Glándulas Salivares, el Hígado y el Páncreas, que elaboran, respectivamente, la saliva, la bilis y el jugo pancreático.*

*Las Glándulas Salivares*

*Se clasifican en tres pares: dos parótidas, dos submaxilares y dos sublinguales. Las seis tienen un conducto que vierte la saliva elaborada en la boca. Están repartidas por toda la cavidad bucal, pero existen tres acúmulos de mayor importancia: son las sublinguales, submaxilares y parótidas.*

*El control de la secreción salival, se realiza mediante estímulos extra orales, visión u olor de la comida; estímulos orales, la ingestión y estímulos* nerviosos.

El Hígado es una glándula muy voluminosa. Se halla situado debajo del diafragma en la región abdominal derecha, cubriendo algo al estómago.

Las células secretoras más importantes del tejido hepático son los hepatocitos.

Del hígado sale la bilis por el conducto hepático. La bilis es una sustancia líquida, viscosa, de color verde amarillento, sabor amargo y reacción alcalina.

La expulsión de la bilis y jugo pancreático se debe al peristaltismo duodenal que abre la ampolla y la descarga.

El Páncreas es una glándula compacta o lobulada, situada junto al intestino delgado, detrás del estómago y tiene uno o varios conductos excretores que desembocan en el duodeno.

FUNCIONES DEL SISTEMA DIGESTIVO.

- En la Boca se llevan a cabo tres funciones importantes, denominadas: masticación, insalivación y deglución.

La masticación la realizan los dientes, moliendo y triturando los alimentos.

La insalivación se produce gracias a un líquido que segrega las glándulas salivares, la saliva.

La mezcla de la saliva con el alimento, se produce con el fin de disolver los alimentos. Esto permite apreciar el sabor y reconocer la existencia de cualquier sustancia extraña, tóxica, irritante, etc.

La lubricación de los alimentos facilita la deglución que permite a los alimentos pasar desde la Boca a la Faringe, para seguir por el Esófago hasta el Estómago.

- La Faringe:

Es un órgano de doble función, ya que por ella pasa el aire cuando respiramos, y los alimentos cuando comemos. Por tanto, es una zona de paso de las cavidades bucal y nasal hacia el Esófago y la Tráquea.

- El Esófago:

Su función es de conducción de los alimentos al Estómago para lo que realiza contracciones activas.

*Las glándulas tubulares segregan jugo gástrico y moco (por la necesidad en esta zona de protección contra alimentos insuficientemente masticados).*

*El esfínter esofágico inferior, tiene como principal función evitar que el contenido del Estomago vuelva al Esófago. Este esfínter suele estar cerrado y se abre para dar paso al bolo alimenticio.*

*- El Estómago:*

*Tiene dos funciones:*

*Una química: La acción del jugo gástrico sobre los alimentos para reducir a una papilla, llamada quimo, los bolos alimenticios.*

*El jugo gástrico es un líquido incoloro y ácido, posee tres enzimas o fermentos: pepsina, cuajo o quimosina y lipasa gástrica.*

*La pepsina actúa únicamente sobre las proteínas, desdoblándolas en partes más pequeñas y solubles.*

*El cuajo coagula la leche actuando sobre una proteína que posee la leche, llamada caseína.*

*La lipasa gástrica desdobla débilmente las grasas.*

*El ácido clorhídrico tiene una función antiséptica, impide la putrefacción de los alimentos y el* desarrollo de microorganismos en el Estómago y regula la flora intestinal.

La función mecánica es una continua agitación, son los llamados movimientos peristálticos, que corren como ondas por las paredes del estómago. Sirven para mezclar el bolo alimenticio con el jugo gástrico.

- El Intestino Delgado.

El Intestino Delgado mide de 6 a 8 metros y consta de dos porciones: Duodeno y Yeyuno-íleon.

Duodeno:

Mide 26 cm. Recibe la bilis del hígado por medio de un conducto del colédoco y por medio del conducto pancreático el jugo pancreático.

Estos dos jugos, con el jugo intestinal segregado por las glándulas de la mucosa del Duodeno, permiten a esta porción del tubo digestivo realizar el proceso más importante de la digestión: Se neutraliza el quimo ácido que sale del estómago para posibilitar la absorción intestinal, gracias a la acción de las secreciones pancreáticas (enzimas) y de la vesícula biliar (bilis).

Como resultado de todo esto, a nivel del Intestino Delgado se absorben los hidratos de carbono, *proteínas, grasas, agua, iones y vitaminas.*

*Yeyuno-íleon:*

*Su longitud es de 6 a 8 metros lo que lo obliga a plegarse, sus pliegues se denominan asas intestinales. Su mucosa presenta caracteres que le permiten intervenir en el proceso facilitando el tránsito y la absorción de los alimentos.*

*También secreta inmunoglobulinas A y M, con carácter defensivo y promotor del crecimiento de la flora intestinal e interviene en la formación de leucocitos.*

*En el Intestino Delgado*

*Existen movimientos destinados a realizar una perfecta mezcla de las partículas, unos movimientos de propulsión, cuya finalidad es el avance y la dispersión del quimo, y unos movimientos esporádicos y reflejos, que se producen al llegar el alimento al estómago, que además tienen la función de arrastrar y limpiar de restos digestivos.*

*- El Intestino Grueso.*

*La misión más importante del Colon, viene*

determinada por los movimientos del mismo que favorecen el almacenamiento, la propulsión, la retropropulsión cuya finalidad es mantener el quimo en el colon ascendente, para deshidratarlo y que adquiera consistencia. También existen movimientos de masa, que son los que facilitan el avance de la masa fecal y la evacuación.

En el epitelio cólico apenas hay enzimas, pero sí abundantes células secretoras de moco. Éste se secreta por efecto del contacto con la masa fecal y su función es proteger la mucosa de los residuos ácidos que existen en las heces como resultado de las distintas fermentaciones producidas a lo largo del aparato digestivo.

Otra misión importante del Colon, es la de absorber determinadas sustancias: agua, sodio, potasio, cloruro, bicarbonato, ácidos grasos de cadena corta, vitamina K y algunas vitaminas del grupo B procedentes del metabolismo de las bacterias cólicas.

En el Intestino Grueso, se encuentran muchas bacterias intestinales que provocan fermentaciones. La cantidad de bacterias que continuamente se forman en el Intestino Grueso es tan grande, que se calcula que casi la mitad de las heces fecales son bacterias vivas o muertas.

*La defecación, por fin, tiene como finalidad la expulsión de los residuos de la digestión tras la absorción de las sustancias nutritivas.*

# *Funciones de las Glándulas anejas.*

Las Glándulas Salivares son las encargadas de segregar saliva. La función de la saliva es digestiva y protectora pero, sobre todo, sirve para facilitar la masticación y la deglución de los alimentos.

Las células segregadas por el Hígado sintetizan casi todas las proteínas disueltas en el plasma sanguíneo y regulan la concentración en la sangre de los principales nutrientes: glucosa, aminoácidos y ácidos grasos.

Además, los hepatocitos eliminan de la sangre el amoníaco y otras sustancias, desechos de glóbulos rojos desintegrados, transformados para otros usos o para la excreción renal.

Desde el punto de vista de la digestión, el Hígado segrega una serie de productos que sirven para neutralizar el quimo y emulsionar las grasas y facilitar su digestión y absorción.

El Páncreas consta de una parte exocrina que elabora un jugo que vierte en el intestino y contribuye a la digestión porque contiene varios *fermentos, y otra endocrina, que produce una hormona, la insulina, cuya misión es impedir que pase de un cierto límite la cantidad de glucosa existente en la sangre.*

*El jugo pancreático desempeña un papel muy importante en las actividades digestivas del intestino.*

# Casos prácticos y forma de realizar el masaje en los pies

Comenzaremos desbloqueando los puntos que se utilizan en digitopresión en la planta de los pies. Aunque no sea propiamente de Reflexologia podal, es una forma muy rápida de relajar todo el cuerpo de la persona, y además le proporciona al masajista la información que requiere para la sesión.

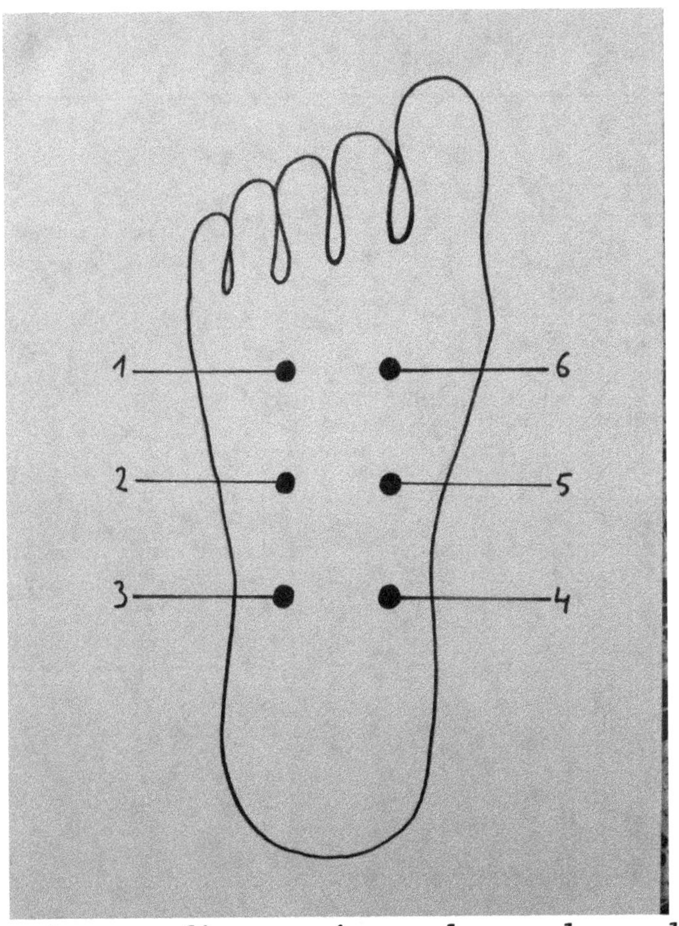



*El masaje se realiza presionando con los pulgares, en forma simétrica sobre la planta de los dos pies en los puntos, 1 a 6 tres veces seguidas.*

*Se repite esta secuencia para relajar los pies y desbloquear órganos.*

*Aqui les comparto este mapa de reflexología podal en el que podeis encontrar todos los puntos y zonas de cada uno de los sitemas y órganos para masajear y desbloquear.*

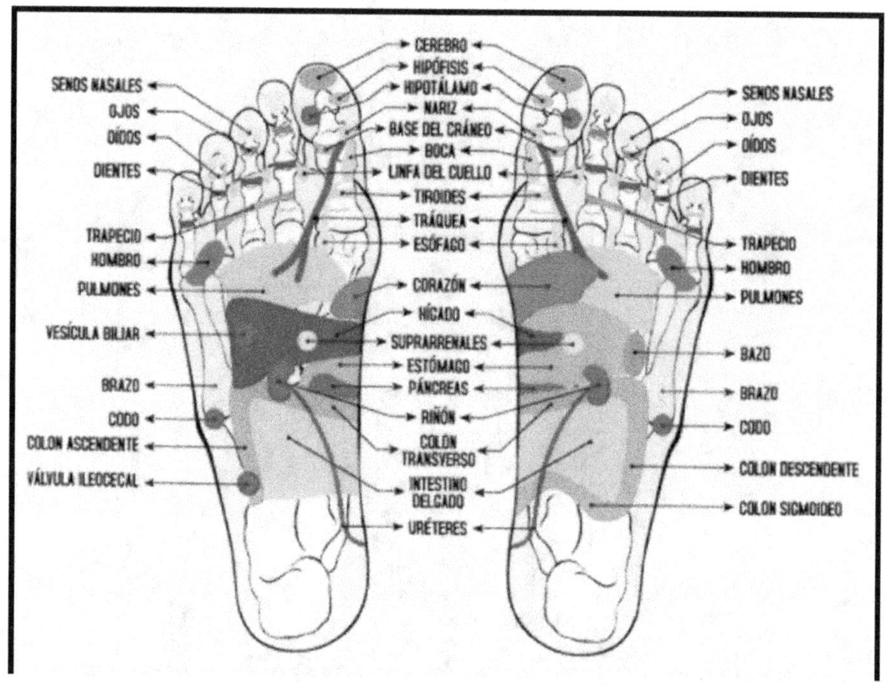


## Trastornos en el Sistema

*- La esofagitis por reflujo, es una lesión de la mucosa esofágica causada por el reflujo del contenido gástrico o intestinal que penetra en el esófago. Este trastorno produce acidez.*

*- Tumores de esófago: Cuando estos tumores son malignos el paciente presenta disfagia progresiva (deglución difícil) y rápida pérdida de peso.*

*- Las hernias de hiato: Se producen cuando una parte del Estómago se introduce a través de la abertura del diafragma, por la que pasa el Esófago.*

*- Úlceras: Consisten en la obstrucción de la mucosa en la zona del Estómago, denominada úlcera gástrica o del Duodeno, quedando sus paredes expuestas al ataque de los jugos digestivos e, incluso, pueden llegar a ser perforadas.*

*Hay varios factores que aumentan el riesgo de padecerlas: predisposición genética, consumo de tabaco, consumo excesivo de café y alcohol y el uso regular de algunos medicamentos como la aspirina.*

*El estrés y la tensión nerviosa también pueden predisponer.*

*Masaje en casos de estrés:*

*Realizaremos unos toques suaves en el plexo para liberar el estrés, la tensión y la ansiedad. Seguiremos por la zona del pulmón y suprarenales en ambos pies. Finalizando en la zona del corazón.*

*- Gastritis hemorrágica o erosiones gástricas*

*múltiples.*

*- Cáncer de Estómago: Es uno de los más frecuentes en todo el mundo. Los síntomas en sus primeras fases, que es cuando es susceptible de curación son mínimos o nulos, por lo que los enfermos suelen consultar demasiado tarde.*

*Estreñimiento:*

*Masajear la vesícula biliar, en el pié izquierdo, Intestino delgado, Intestino grueso siguiendo su recorrido en ambos pies.*

*- Estreñimiento: Uno de los trastornos más comunes, debido al paso lento del contenido intestinal por el Colon, con lo que se absorbe una cantidad excesiva de agua y las heces se endurecen y se hacen difíciles de expulsar.*

*Suele ser síntoma, simplemente, de una dieta incorrecta, pero la acumulación de las heces ejerce una presión que puede producir la dilatación de las venas, y provocar las dolorosas y molestas almorranas o hemorroides.*

*- Obstrucción o estreñimiento absoluto. El líquido y los alimentos se acumulan detrás de la obstrucción*

*y esto ocasiona el vómito que suele contener alimentos rancios agriados y presencia de bilis verde, y si la obstrucción es baja, se parece comúnmente a las heces.*

*- Diarrea: Debida a un aumento en la actividad de los músculos intestinales (retortijones) que determinan un paso muy rápido del contenido intestinal y el agua no se absorbe en cantidad suficiente, por lo que las heces son líquidas.*

*Las causas más corrientes son infecciones víricas o bacterianas, algunos medicamentos y venenos y situaciones de estrés.*

*- Tumores Intestinales: Suelen ser invasores y muchos de ellos se diagnostican primero por sus complicaciones.*

*- La apendicitis o inflamación del Apéndice, debido a una infección.*

*ALTERACIONES DE LOS ÓRGANOS:*

*En el Hígado, la enfermedad más corriente es la hepatitis o inflamación, generalmente causada por virus.*

*Hay varios tipos, como la hepatitis A, propagada a través de alimentos contaminados y relativamente poco importante, y la hepatitis B, propagadas por contacto con sangre o suero infectados o por contacto sexual que es potencialmente mortal.*

*También existe la hepatitis D, producida por el agente Delta que coinfecta con el virus de la hepatitis B (H.B.V.), la duración de esta infección depende de la duración de la infección por H.B.V. y no puede sobrepasarla.*

*También son comunes la cirrosis, lesión degenerativa del hígado causada normalmente por el abuso del alcohol y los cálculos biliares, o piedras en la vesícula, que son depósitos de colesterol o de pigmentos biliares.*

*- Trastornos del Páncreas debidos a su inflamación.*

*La salida de las secreciones del órgano a la cavidad abdominal libre es causa de peritonitis severa.*

*MAPA PODAL SISTEMA DIGESTIVO*

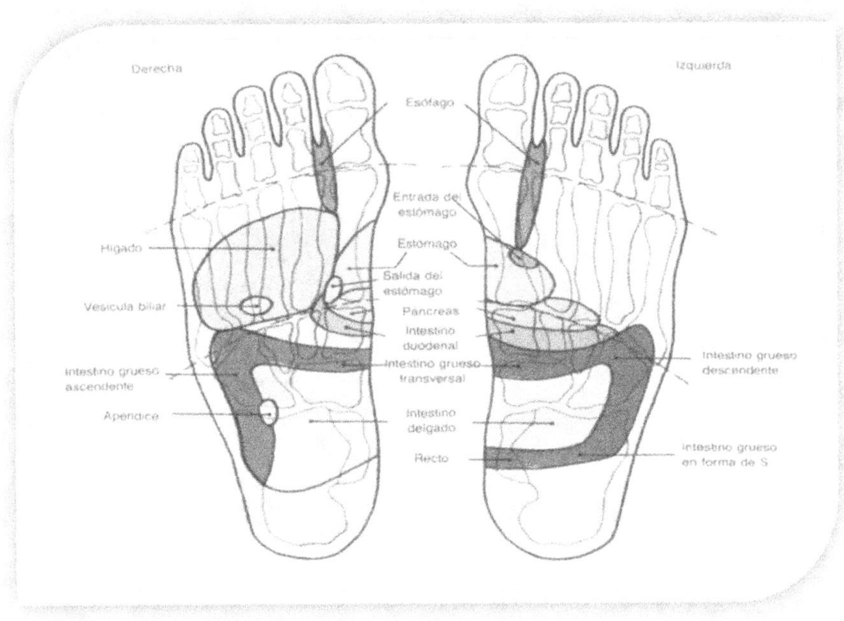


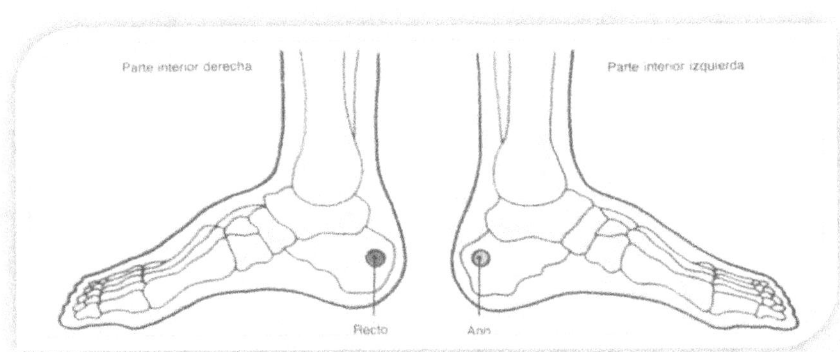


# Zona del dorso del pie

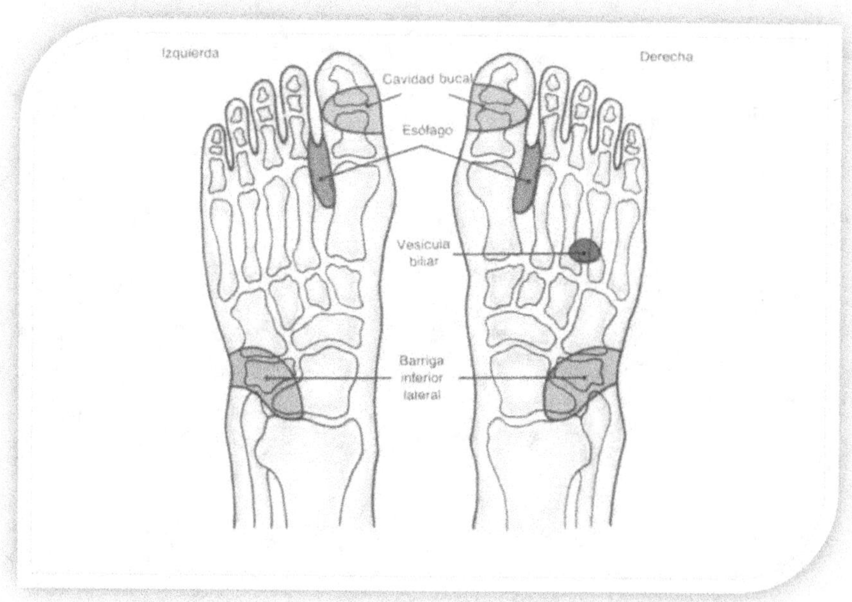



## Zona exterior del pie

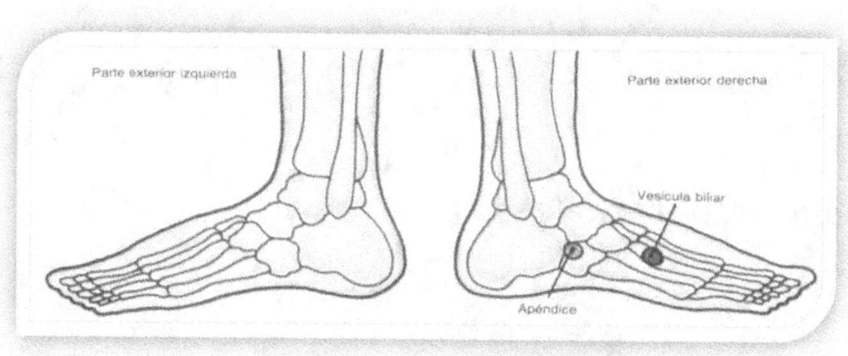



- En los problemas de Estómago tendríamos que tratar las zonas causales que son:

*Páncreas, Hígado y Vesícula Biliar, Intestino Delgado, Intestino Grueso, Diafragma y Columna vertebral medial.*

*- Intestino se recomienda masajear el pie entero para la estimulación intestinal. En caso de obstrucción aguda, masajear la zona del Intestino Grueso, Recto, Ano, Intestino Delgado o sistema de Hígado-Vesícula Biliar.*

*En caso de obstrucción resistente masajear la zona refleja del vientre, además se tratan las zonas causales: Estómago, Páncreas, Diafragma, Columna vertebral inferior y Vías Linfáticas de la Pelvis.*

*- Masajeamos las zonas reflejas sintomáticas del Hígado y de la Vesícula Biliar, cuando estemos seguros de un perfecto funcionamiento del Riñón.*

*Cuando el Hígado filtra sustancias nocivas, los subproductos se excretan hacia la bilis o hacia la sangre. Entran seguidamente en el Intestino y finalmente se excretan por las heces. Los subproductos sanguíneos llegan en este caso a los Riñones, que a su vez hacen de segundo filtro y finalmente son excretados por la orina.*

*En caso de duda, siempre seguir esta pauta:*
*"Si hacemos 20 estimulaciones en Riñón, entonces*

10 estimulaciones en Hígado y 5 estimulaciones en Corazón". Si la seguimos, ningún problema se nos presentará aunque tengamos dolencias cardíacas o hepáticas sin diagnosticar.

Técnicas para equilibrar el Sistema Digestivo.

Ya que  los órganos digestivos forman una unidad funcional y trastornos en un órgano, suelen influir en los demás, es recomendable trabajar el Sistema Digestivo entero:

1º En la parte superior del pulgar, la zona refleja de la Boca.

2º En el Esófago, al principio del empeine, entre el pulgar y el 2º dedo, llegando hasta la mitad del pie, hacia abajo, entre el primer y segundo hueso del pie medio.

3º En la planta del pie izquierdo, al terminar el Esófago se encuentra la entrada del Estómago y el Páncreas. El masaje tendría ese mismo orden.

4º Se continúa en el pie derecho. La salida del Estómago se encuentra entre las articulaciones del primer y segundo hueso de palanca y continuaremos con la parte derecha del Páncreas, en el principio del primer hueso de palanca.

5º En la mitad de la planta del pie tenemos la gran zona del Hígado.

6º La Vesícula está casi en la segunda línea

transversal sobre el tercer hueso del pie medio.

7º La zona del Intestino Delgado y Grueso la comenzamos en el pie derecho, en una franja estrecha sobre el primer hueso palanca, en un pequeño arco hasta la mitad del segundo hueso palanca.

En parte está superpuesta por la zona del Páncreas.

En el pie izquierdo continúa la zona del Intestino Duodenal, una franja ancha que se extiende sobre el segundo y tercer hueso palanca hasta la conexión del tercer y cuarto hueso del pie medio.

Se continúa por el hueso de Bote y el hueso de Salto en la mitad de la planta del pie y en luego pasamos a la planta del pie derecho donde en el talón comienza la zona del Intestino Grueso ascendente, hasta el quinto hueso del pie medio, donde hace un ángulo de 90º y sigue transversal por encima de la zona del Intestino Delgado.

En la planta del pie izquierdo, se prolonga en la misma dirección y sobre el quinto hueso del pie medio y el Cuboides se inclina hacia abajo y forma ahora la zona del Intestino Grueso descendente, terminando sobre el hueso del Salto, en el Ano.

8º Para finalizar el masaje, se trata la zona del empeine, en el lateral exterior.

Técnicas para mejorar el tránsito intestinal.

*Para el estreñimiento masajearemos la zona refleja de la Vesícula (en el pie derecho) y el Intestino Delgado y Grueso (en ambos pies)*

*Para la diarrea, todas las anteriores, más la zona del Estómago (en ambos pies). Si hay gastroenteritis hay que masajear además el Sistema Linfático.*

*Si se quiere dar un masaje más enfocado al sobrepeso, cuando éste no es debido a que se come demasiado, se hace poco ejercicio o la glándula Tiroides no funciona correctamente, añadir las zonas de:*

*Hipotálamo, que regula el apetito.*

*Estómago, que estimule los jugos gástricos para mejorar la digestión.*

*Hígado, favorece la digestión y estimula la bilis.*

*Vesícula, para liberar la bilis.*

*Riñones, para eliminar los residuos del cuerpo y equilibrar los niveles de agua.*

*Intestinos, ayuda a eliminar los residuos y toxinas del cuerpo.*

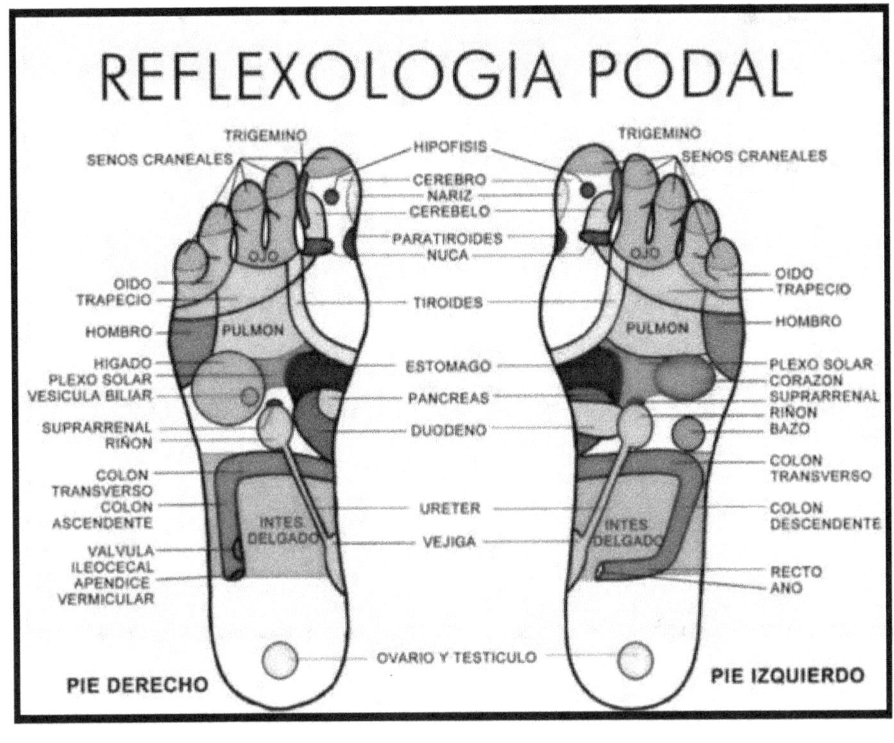
REFLEXOLOGIA PODAL
TRIGEMINO
SENOS CRANEALES
HIPOFISIS
CEREBRO
NARIZ
CEREBELO
PARATIROIDES
NUCA
TRIGEMINO
SENOS CRANEALES
OJO
OJO
OIDO
TRAPECIO
OIDO
TRAPECIO
HOMBRO
PULMON
TIROIDES
PULMON
HOMBRO
HIGADO
PLEXO SOLAR
VESICULA BILIAR
ESTOMAGO
PLEXO SOLAR
CORAZON
SUPRARRENAL
RIÑON
BAZO
PANCREAS
SUPRARRENAL
RIÑON
DUODENO
COLON
TRANSVERSO
COLON
TRANSVERSO
COLON
ASCENDENTE
INTES.
DELGADO
URETER
INTES.
DELGADO
COLON
DESCENDENTE
VALVULA
ILEOCECAL
APENDICE
VERMICULAR
VEJIGA
RECTO
ANO
OVARIO Y TESTICULO
PIE DERECHO
PIE IZQUIERDO

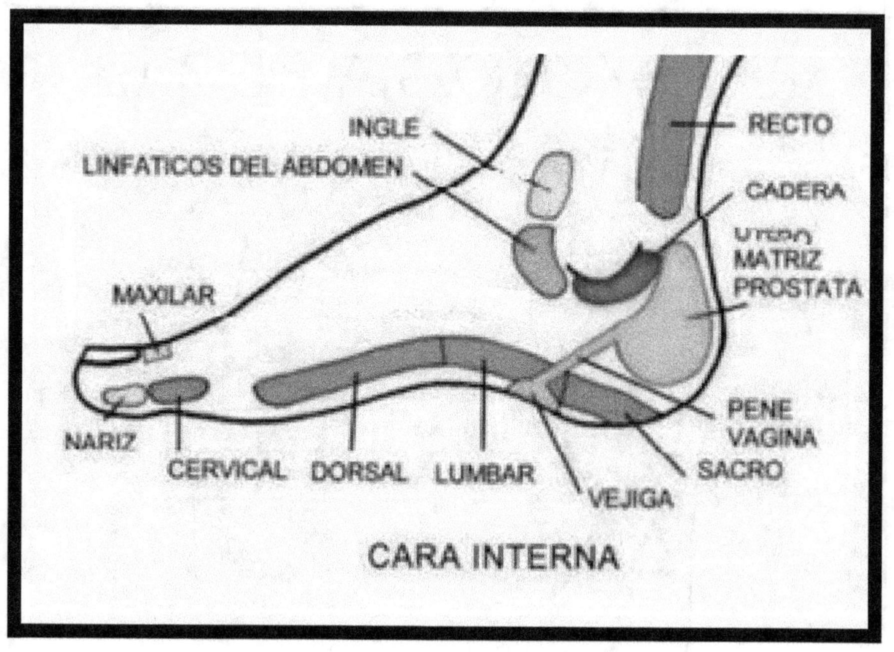


*COLITIS: Inflamación del Colon y dolor abdominal.*

*Zonas a tratar:*

- *Estómago.*

- *Colon transverso, ascendente, descendente y sigmoide.*

- *Intestino delgado.*

*ESTREÑIMIENTO: Deposiciones difíciles y poco abundantes.*

Zonas a tratar:

- Vesícula biliar.
- Intestino grueso.
- Intestino delgado.
- Columna lumbar.

**HEMORROIDES:** Varices en el recto.

Zonas a tratar:

- Colon descendente.
- Recto.

**HEPATITIS:** Inflamación del hígado.

Zonas a tratar:

- Hígado.
- Vesícula biliar.

**ÚLCERA DE ESTÓMAGO:** Inflamación de la mucosa del estómago.

Zonas a tratar:

- Plexo solar.
- Estómago.
- Duodeno.

*VÓMITOS: Provocados por una intoxicación alimentaria o por una indigestión.*

*Zonas a tratar:*

- *Plexo solar.*

- *Hígado.*

- *Vesícula biliar.*

- *Estómago.*

- *Duodeno.*

# Tema 2.

# Sistema Respiratorio

Es el responsable de la respiración, que es el proceso de incorporar el oxígeno del aire en el momento de la inspiración y eliminar el anhídrido carbónico (tóxico para el organismo) y un poco de agua, en el momento de la espiración.

Esto ayuda a desintoxicar el cuerpo. Este intercambio es simultáneo.

Durante la inspiración se amplía la caja torácica, en la espiración los diámetros torácicos disminuyen y ello determina la compresión de los pulmones y expulsión del aire que contienen.

Para la realización de ambos movimientos intervienen músculos inspiradores (pectorales, serratos, intercostales) y músculos espiradores (recto mayor, oblicuos, transverso del abdomen).

El numero de movimientos respiratorios por minuto varía con la edad, el sexo, el trabajo, etc. En estado de reposo de respiración normal es de 16 respiraciones por minuto. Si el numero de respiraciones es mayor se dice que hay disnea y si es menor se denomina apnea.

Capacidad pulmonar: medio litro de aire (500 cm). En una inspiración forzada puede entrar hasta 1 litro y medio (1.500 cm) (aire complementario) y en una espiración forzada salen 1.500 cm de aire. (Aire de reserva). La suma de todos, constituye la capacidad vital que equivale a 3.500 cm.

*El suministro ininterrumpido de oxigeno es indispensable para la vida celular. Las células cerebrales son las más sensibles a su falta, ya que se lesionaron irreparablemente si el suministro se interrumpe por 3 o 4 minutos.*

*TIPOS DE RESPIRACIÓN:*

*Abdominal o diafragmática: la mayor dilatación se produce en el abdomen, esto es común en los niños.*

*Torácica superior: en la mitad superior de la caja torácica, es menos beneficioso, es común en la mujer.*

*Torácica inferior: se amplía la mitad inferior del tórax y la mitad superior del abdomen, es el tipo de respiración más conveniente, se observa con frecuencia en el hombre.*

*ÓRGANOS Y FUNCIONES.*

*Los órganos son: Fosas nasales o nariz, Faringe, Laringe, Tráquea, Bronquios, Pulmones y Diafragma.*

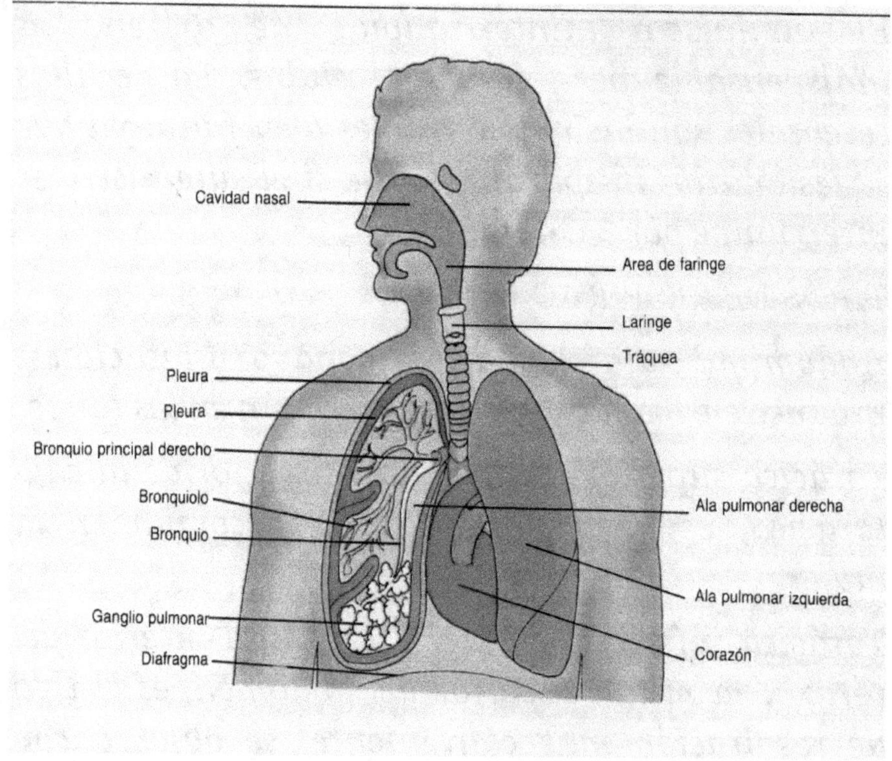


Cavidad nasal
Area de faringe
Laringe
Tráquea
Pleura
Pleura
Bronquio principal derecho
Bronquiolo
Bronquio
Ganglio pulmonar
Diafragma
Ala pulmonar derecha
Ala pulmonar izquierda
Corazón

*- FOSAS NASALES (nariz):*

*Son la principal vía de entrada de aire en las vías respiratorias.*

*En su interior se retienen las bacterias y el polvo del aire exterior.*

*- FARINGE:*

*Es un tubo que desciende de las fosas nasales hasta la Laringe y el Esófago.*

*Es común al Sistema Digestivo y al Respiratorio, porque a su nivel se entrecruzan los conductos de ambos Sistemas. Los alimentos que pasan por la Faringe siguen normalmente hacia el Estomago por el Esófago, mientras que el aire sale de ella a través de la Laringe.*

*Para impedir que los alimentos pasen a la Laringe, ésta posee una membrana elástica, la epiglotis, que a manera de tapa se cierra durante la deglución. Este proceso se cumple automáticamente y falla en muy pocas ocasiones.*

*- LARINGE:*

*Es la responsable de la fonación, producción de la voz, y tambíén actúa conduciendo el aire desde la Faringe hacia la Tráquea. Está situada en la región media del cuello (vulgarmente llamada nuez), y la constituyen numerosos cartílagos donde se insertan músculos que la relacionan con el hueso*

Hioides.

Estos músculos intervienen en la deglución, en la emisión de sonidos y en los movimientos respiratorios, por lo que se considera a la Laringe como órgano muy móvil.

En su interior contiene las Cuerdas Vocales, que son cuatro repliegues epiteliales que vibran al pasar el aire produciendo sonidos. Las dos superiores son las cuerdas falsas y las dos inferiores las cuerdas vocales verdaderas.

*- TRÁQUEA:*

Se extiende desde el final de la Laringe hasta el nacimiento de los Bronquios. Tiene una membrana fibrocartilaginosa con 15 o 20 anillos incrustados en su interior, que la mantienen abierta.

Es un tubo cilíndrico, aplanado en su parte posterior, de aproximadamente 12 cm. de largo por 2 cm de diámetro. Está delante del esófago y de la columna vertebral. Al llegar a la altura de la 4° vértebra dorsal se bifurca formando los dos bronquios.

Su interior está cubierto de una mucosa provista de cilios que permiten retener y expulsar las pequeñas partículas extrañas que entran con el aire.

*- BRONQUIOS:*

*Son dos conductos que se originan en la bifurcación de la Tráquea. Cada uno de los Bronquios se ramifica en otros conductos de menor tamaño, llamados Bronquios Lobulares, que penetran en los Pulmones.*

*Estos Bronquios se van ramificando hasta convertirse en Bronquiolos, cuyas terminaciones se conocen como los Alvéolos pulmonares que son los encargados de realizar la hematosis, es decir, la oxigenación de la sangre venosa.*

*- PULMONES:*

*Son los órganos centrales del Sistema Respiratorio, son dos bolsas o sacos elásticos y esponjosos que reciben el aire inspirado. Están ubicados en la caja torácica y sostenidos por la Tráquea y los Bronquios.*

*Están rodeados de una membrana llamada Pleura que los protege de las costillas y otros huesos.*

*La base de los Pulmones descansa sobre el Diafragma.*

*El color de los pulmones varía según la edad, rosa en los recién nacidos, gris en el adulto y gris oscuro en el anciano, por acumulación de partículas.*

*Aproximadamente miden 25 cm de alto por 16 de espesor, pesa 1350 grs. (720 pulmón derecho y 630 el izquierdo) en la parte media e interna de* cada Pulmón se encuentra el Hilio, lugar por donde entran los Bronquios, los Vasos y los Nervios.

Estructura de cada Pulmón: Está dividido por Lóbulos (el derecho posee 3 y el izquierdo 2) éstos a su vez se subdividen en lóbulos más pequeños. La pared presenta repliegues a manera de celdillas, llamadas Alvéolos, donde se efectúa el cambio de gases respiratorios.

Los Alvéolos poseen una densa red de capilares sanguíneos provenientes de la arteria pulmonar que le traen la sangre carboxigenada para su purificación, y capilares de las venas pulmonares que retiran la sangre ya purificada.

- PLEURA:

Es una delgada membrana epitelial formada por dos hojas: visceral (reviste la cara externa de los pulmones) y parietal (tapiza las paredes internas). Esta membrana se mantiene húmeda para facilitar el desplazamiento de los pulmones durante los movimientos respiratorios.

- DIAFRAGMA:

Es un tejido músculotendinoso que separa la cavidad torácica de la abdominal.

Cuando el Diafragma se contrae, los músculos pectorales menores y los músculos intercostales presionan las costillas hacia fuera. La cavidad *torácica se expande y el aire entra en los Pulmones a través de la Tráquea para llenar el vacío resultante.*

*Cuando el Diafragma se relaja, adopta su posición normal, convexo hacia arriba; entonces los Pulmones se contraen y el aire se expele. Además, al contraerse ejerce presión sobre el Abdomen, y de esta manera ayuda al tránsito gastrointestinal.*

*Las contracciones espasmódicas involuntarias del Diafragma originan el hipo.*

*Además es uno de los músculos más importantes para una correcta ejecución del canto y de los instrumentos de viento.*

*MAPA PODAL: VÍAS RESPIRATORIAS*

*EN EL EXTERIOR DEL PIE*

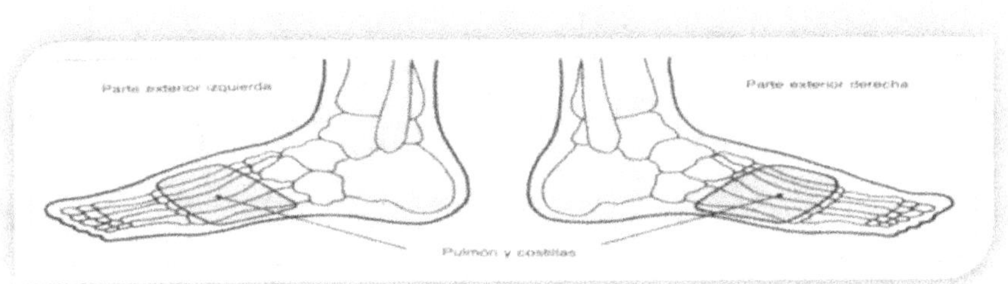


*VÍAS RESPIRATORIAS EN EL INTERIOR*

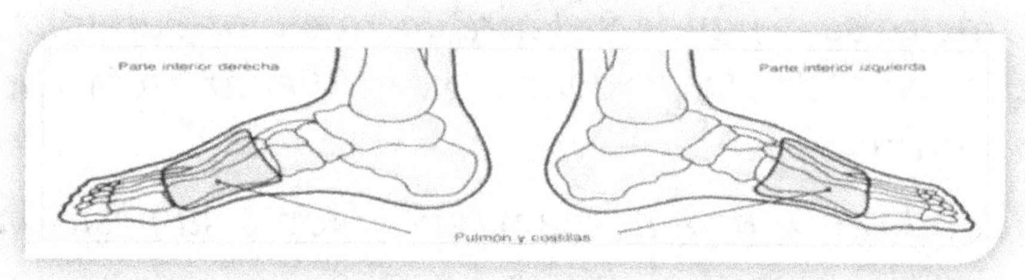

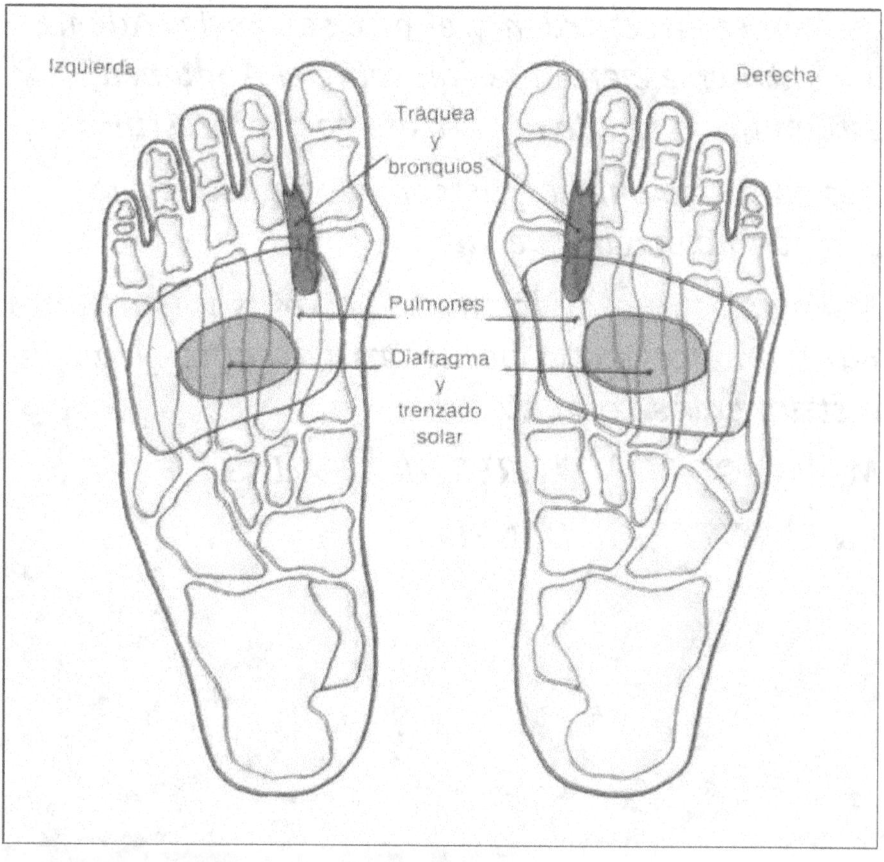

## TRASTORNOS DEL SISTEMA.

*Afonía, Ronquera, Sinusitis, Resfriado, Gripe, Bronquitis, Tos, Amigdalitis, Asma.*

*Afonía: Pérdida de Voz, causada por un uso excesivo de las cuerdas bocales, por inflamación de* la Laringe o por causas psicológicas, tales como la Histeria.

En la mayoría de los casos está precedida de una Disfonía (modificación del timbre de la voz, voz rota, ronca, apagada) que se agrava progresivamente.

La Afonía puede ser causada por una inflamación de la Laringe (Laringitis aguda o crónica), un Tumor o una Parálisis de los nervios motores de la Laringe. Igualmente existen fenómenos Psíquicos, de origen histérico, que en la mayoría de los casos sobrevienen después de un traumatismo violento.

Muchas de las Afonías están asociadas a catarros agudos o crónicos de la garganta, resfriados nasales, infecciones a causa de microbios, gritar en exceso, hablar muchas horas, frío, humedad, corrientes de aire, tabaco, etc.

Resfriado, es una infección provocada por virus y puede derivar en problemas más graves como otitis, sinusitis, neumonía... Los síntomas son fiebre baja, malestar con congestión nasal y estornudos.

Bronquitis es un trastorno por el que los tejidos pulmonares se inflaman debido a infección o a veces a la inhalación de humos o productos químicos.

La tos, es un mecanismo defensivo que emplea el

organismo para expulsar mucosidades o cuerpos extraños que se alojan en el Sistema Respiratorio.

El asma es una enfermedad que afecta a los Pulmones y crea dificultades en las vías respiratorias, ya que las personas asmáticas tienen propensión a la inflamación de estas vías.

En la mayoría de la gente que tiene asma, las dificultades para respirar ocurren periódicamente, cuando esto ocurre, se denomina crisis asmática.

Es una enfermedad grave que afecta a todo tipo de personas y que se manifiesta de formas muy diferentes: Tos, dificultad para respirar, expectoración escasa y espumosa y estertores sibilantes, opresión en el pecho.

Se calcula que esta enfermedad afecta a más de 100 millones de personas en todo el mundo. Alrededor de un 5% de la población general padece asma, estas cifras aumentan en la infancia, donde superan el 10 %.

Existen varios factores ambientales y genéticos que pueden causar el asma en las personas. Los principales son:

- Los Alérgenos, los más comunes son los ácaros del polvo, el moho, el polen, la caspa animal y las cucarachas.

- *Contaminantes, e irritantes que están continuamente en el aire, estos son el polvo, la tiza, el humo, estos pueden desencadenar el asma al irritar las vías respiratorias.*

- *El ejercicio también es una de las causas, el aire frío y la humedad.*

## MASAJE EN EL SISTEMA Y APLICACIONES.

*El objetivo del masaje es lograr una buena respiración y un perfecto funcionamiento de los órganos de este Sistema.*

*El sentido del masaje: Debe seguir las vías fisiológicas. Partir de las zonas de la nariz, proseguir en la faringe, la tráquea, los bronquios y terminar en los pulmones.*

*La nariz se sitúa en el lateral de la uña del dedo gordo del pie.*

*Los Pulmones se superpone a la zona del Corazón. Se debe partir del punto del hombro y con trayectoria horizontal, se cubre bajando por toda el área, hasta alcanzar el punto terminal de la zona, unos cuantos dedos por debajo del punto inicial.*

En los dos pies igual.

- *Resfriado.*

*El masaje comienza en la parte superior del dedo pulgar, donde se encuentra la Zona Nasal y de la*

*Laringe.*

*Se sigue dese la parte inferior del pulgar hasta el área intermedia de los dedos, como un semicírculo.*

*Después en el dorso del pie, se trata la zona de la Tráquea y de los Bronquios (entre el pulgar y el dedo 2º, hacia la zona media del pie). Se sigue con las zonas reflejas del Pulmón que ocupan casi la parte media del pie de forma transversal.*

*A continuación se tratan estas zonas en la planta del pie. También se tratarán las vías linfáticas superiores.*

*Se termina con un masaje en la zona del Diafragma, en la zona media del pie a la altura del 2º y 3º dedo.*

*Lo más conveniente es hacer el masaje de forma preventiva antes de la llegada de los fríos.*

# Casos prácticos

**CATARRO:** *Inflamación aguda o crónica de la mucosa nasal después de un enfriamiento o un lugar demasiado seco.*

*Zonas a tratar:*

- *Senos paranasales.*

- *Cabeza.*

- *Cara.*

- *Cuello.*

- *Sistema linfático.*

**OBSTRUCCIÓN NASAL (RINITIS):** *Provocada por una inflamación de la mucosa nasal.*

*Zonas a tratar:*

- *Senos paranasales.*

- *Nariz.*

- *Pulmones bronquios.*


**SINUSITIS:** *Inflamación de los senos paranasales.*

*Zonas a tratar:*

- *Senos paranasales.*

- *Ojos.*

- *Oídos.*

- *Cara.*

- *Columna cervical.*

*TOS: Provocada por una irritación respiratoria.*

*Zonas a tratar:*

- *Ganglios linfáticos superiores.*

- *Pulmones*

# Tema 3.

## Sistema Circulatorio

Es un Sistema de transporte interno. Proporciona a las células oxigeno, vitaminas y minerales, hormonas y anticuerpos, con el fin de mantener el cuerpo en un estado de salud optimo.

Comprende el Corazón, la Sangre, el Plasma, las Arterias y las Venas.

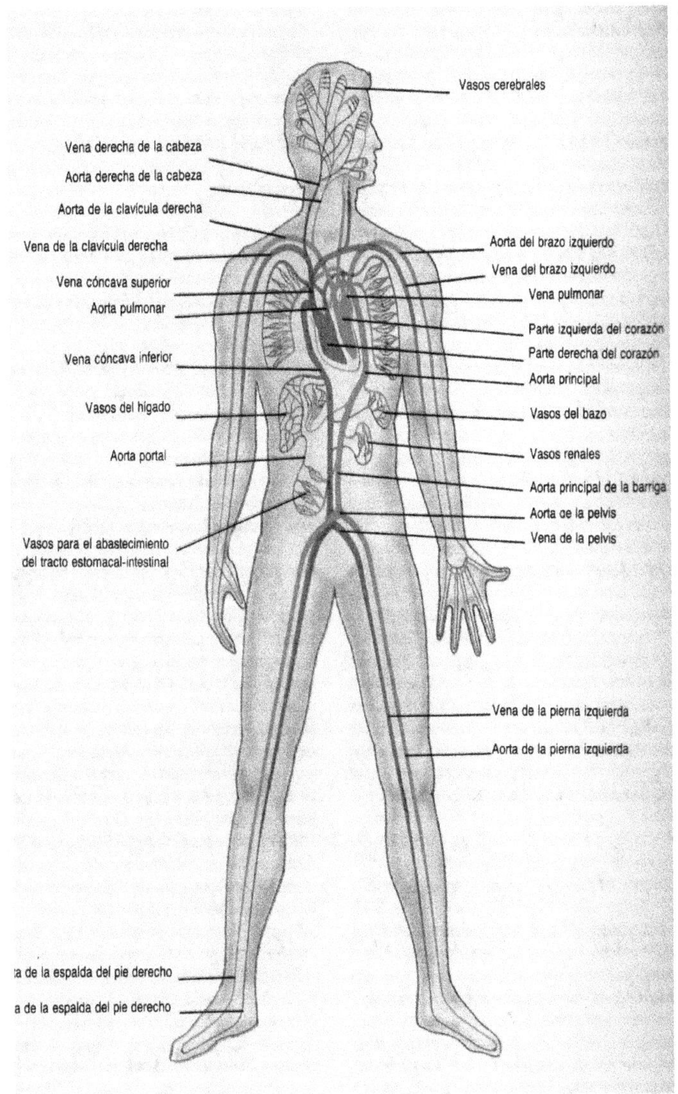

Vasos cerebrales
Vena derecha de la cabeza
Aorta derecha de la cabeza
Aorta de la clavícula derecha
Vena de la clavícula derecha
Vena cóncava superior
Aorta pulmonar
Vena cóncava inferior
Vasos del hígado
Aorta portal
Vasos para el abastecimiento del tracto estomacal-intestinal
Aorta del brazo izquierdo
Vena del brazo izquierdo
Vena pulmonar
Parte izquierda del corazón
Parte derecha del corazón
Aorta principal
Vasos del bazo
Vasos renales
Aorta principal de la barriga
Aorta de la pelvis
Vena de la pelvis
Vena de la pierna izquierda
Aorta de la pierna izquierda
a de la espalda del pie derecho
a de la espalda del pie derecho

## EL CORAZÓN:

Es un músculo involuntario que a través de sus contracciones impulsa la sangre a través de las Arterias y Venas a todo el organismo.

Es un órgano hueco. Pesa en el adulto unos 275 grs. mide 10 cm. de altura y 10,5 de ancho. Está ubicado en el tórax en un espacio comprendido entre los dos Pulmones, por detrás del Esternón.

Tiene forma de cono aplanado su base mira hacia arriba, su vértice está apoyado en las costillas a la altura del 4° espacio intercostal, protegido externamente por el Pericardio, y cubierto en la parte interna por células Endoteliales planas o Endocardio.

Actúa como una bomba, está provisto de Válvulas que se cierran automáticamente impidiendo el retroceso de la sangre. Estas Válvulas son pliegues del Endocardio y están formadas por dos, tres o más partes llamadas Valvas.

El Corazón está dividido en cuatro cavidades: dos superiores, las Aurículas, que reciben sangre de las Venas y las impulsan a las dos inferiores, Ventrículos, que expulsan la sangre y la envían hacia todo el cuerpo por las Arterias.

Entre las Aurículas no existe comunicación ni entre los Ventrículos. Tenemos pues un Corazón *derecho formado por Aurícula y Ventrículo derecho y un Corazón izquierdo formado por la Aurícula y Ventrículo izquierdos.*

*La Aurícula derecha recibe la sangre de todo el cuerpo, excepto de los Pulmones, por medio de dos grandes Venas: la Cava Superior (recoge sangre de la cabeza y la mitad superior del tronco y los miembros superiores) y la Cava Inferior (trae la sangre de los miembros inferiores y de la mitad inferior del tronco). Es sangre carboxigenada (impura).*

*A la Aurícula derecha llega sangre oxigenada (pura) de los Pulmones por cuatro Venas pulmonares, dos del Pulmón derecho y dos del izquierdo.*

*Del Ventrículo derecho sale la Arteria Pulmonar que lleva la sangre carboxigenada a purificarse a los Pulmones y del Ventrículo izquierdo parte la Arteria Aorta que lleva la sangre oxigenada por todas partes del cuerpo, para proveer a los tejidos del oxigeno necesario.*

*El trabajo del Corazón ha sido comparado con el de una bomba aspirante (cuando se llena de sangre) e impelente (cuando expulsa la sangre) este funcionamiento se cumple en dos periodos: Uno activo de contracción llamado sístole, y otro pasivo de dilatación llamado diástole. Primero se* contraen las Aurículas y luego los Ventrículos.

La sístole y la diástole se suceden alternativamente, y constituyen un ciclo llamado revolución cardiaca, que dura en 8 décimas de segundo.

En la sístole auricular se contraen las paredes musculares de ambas Aurículas en forma simultánea y se abren las Válvulas Auriculoventriculares, pasando la sangre a los Ventrículos respectivos, sin ninguna resistencia. Esta etapa dura una décima de segundo.

La sístole ventricular también se cumple simultáneamente pero en ambos Ventrículos; En su transcurso las Válvulas Auriculoventriculares están cerradas para impedir el retroceso de la sangre hacia las aurículas. La sangre es impulsada fuertemente hacia las arterias Pulmonares y Aorta, determinando la apertura de sus Válvulas. Esta etapa dura 3 décimas de segundo.

La diástole es completa y afecta primero a las Aurículas pero se extiende inmediatamente a todo el Corazón. Durante este periodo se cierran las Válvulas Sigmoideas de las Arterias y se abren las Válvulas Auriculoventriculares. Este periodo de reposo dura 4 décimas de segundo. Normalmente se cumplen 75 revoluciones por minuto.

LA SANGRE:

Es un tejido, ya que se trata de un grupo de células similares que cumplen una función específica. En realidad es considerada como tejido conectivo modificado. Es un líquido viscoso formado por células (90%) y plasma. Contiene las sustancias asimilables (principios nutritivos) obtenidas durante la digestión.

Sus funciones son las siguientes:

Oxigenación.

Nutrición.

Regulación de la temperatura: enfría a órganos como el Hígado y los Músculos, donde se produce un exceso de calor, y calienta la Piel en la que la pérdida de calor es mayor.

Transporta las secreciones de las Glándulas Endocrinas u Hormonas.

Interviene en la regulación de la cantidad de ácidos bases y agua, de las células.

Interviene a través de los Leucocitos, en la defensa contra organismos, que causan enfermedades.

Su volumen se modifica por el peso, pero podemos decir que en promedio para una persona que pesa unos 70 kg. es de 4 litros.

## EL PLASMA.

Es una mezcla compleja de proteínas, aminoácidos, grasas, sales, carbohidratos, hormonas, enzimas, anticuerpos y gases disueltos.

Es ligeramente alcalino, con ph de 7,4. Sus dos principales constituyentes son el agua (90 a 92%) y proteínas (7 a 8 %).

La concentración de glucosa y de sales es pequeña, pero se mantienen constantes siendo de 0,1% para la primera y 0,9% para la segunda.

Es la parte del líquido extracelular de la sangre.

Una diferencia entre el plasma y el líquido intersticial radica en que el primero contiene 7% de proteínas y el líquido intersticial un 2% porque las proteínas plasmáticas filtran poco por los poros.

Los tipos de proteínas del plasma son:

Albúmina: (4,5gr) produce presión osmótica en la membrana celular. Impide que el líquido salga. Regula el contenido de agua de las células y los líquidos corporales.

Globulinas (2,5gr). Tenemos varios tipos:

Fibrinógeno: (0,3gr) intervienen en la coagulación de la sangre.

El Plasma contiene iones de Sodio, Potasio, Magnesio y Calcio junto con iones de Cloro,

*Bicarbonato y Fosfato, en una concentración del 0,9%.*

*Los órganos, para una adecuada función necesitan de un equilibrio de iones y otra de las funciones de la Sangre es transportar estos iones.*

*El hidrato de carbono más importante en el Plasma es la Glucosa. Su concentración varía entre 0,08% a 0,14%, siendo su valor promedio de 0,10%.*

*Es transportada por la Sangre desde el Intestino, donde es absorbida por el Hígado, donde se almacena en forma de Glucógeno, y luego a todas las células del cuerpo en las que se metaboliza para liberar energía.*

*Las células del Cerebro dependen en alto grado del constante suministro de glucosa, como material energético. Si su concentración cae por debajo de 0,04% aumenta la irritabilidad de ciertas células cerebrales y se producen contracciones celulares y convulsiones, llegando a un estado comatoso y a la muerte final.*

*LAS CÉLULAS:*

*- Hemoglobina.*

*Cada glóbulo contiene 265 millones de moléculas de Hemoglobina, que es el pigmento rojo encargado de transportar el Oxígeno.*

*Es una glucoproteína. Cada molécula tiene 4*

átomos de Hierro. Cada uno de ellos puede fijar una molécula de Oxígeno, lo que suma cuatro moléculas de Oxígeno que puede transportar cada Hemoglobina. Estos Oxígenos se unen de manera inestable con el Hierro formando la oxihemoglobina. En las regiones donde el Oxígeno escasea, éste es liberado.

La cantidad normal es de 16gr/dl en los hombres y de 14 gr/dl en las mujeres.

Como cada gramo de Hemoglobina pura puede combinarse con 1,39 ml de oxígeno las mujeres tienen 19 ml de oxígeno y los hombres 21.

- Hematíes o Glóbulos Rojos:

Se originan en la Médula Ósea roja, que se encuentra en la cavidad central de algunos huesos. Otros huesos contienen médula amarilla, formada por células modificadas para el almacenamiento de grasas.

La Médula roja consta de una red de células de tejido conectivo y miles de pequeños vasos sanguíneos, en cuyos endotelios se originan los Hematíes.

La división celular se produce en unas células con núcleo que son las precursoras de los Hematíes (éstos carecen de núcleo por lo tanto no se pueden dividir). Estas células precursoras se van *transformando gradualmente en un Glóbulo Rojo maduro por un proceso que incluye la pérdida del núcleo, la formación de la Hemoglobina, y la adopción de una forma bicóncava.*

*Hasta que se completa su transformación los Vasos Sanguíneos de la Médula están cerrados pero luego se abren para que pasen los nuevos Eritrocitos al torrente sanguíneo.*

*- Eritrocitos.*

*Su función es transportar la hemoglobina y llevar oxigeno de los pulmones a los tejidos.*

*Los Eritrocitos permanecen en la sangre de 120 a 127 días siendo finalmente destruidos por medio de células especiales del Bazo y del Hígado que se encargan de fagocitarlos. Se desconoce cómo estas células reconocen los Hematíes viejos de los nuevos.*

*Los Átomos de Hierro se recuperan y se devuelven a la Médula Ósea Roja, para ser usados en la síntesis de nuevas moléculas. Puede ser almacenado como ferritina.*

*El resto de la molécula es degradado y es transformado por la Bilis en pigmentos biliares, pasan al Intestino y son eliminadas por las heces, los que le dan el color.*

*La velocidad de formación de los Eritrocitos aumenta por la acción de cualquier factor que* disminuya la cantidad de Oxígeno que llega a los tejidos. Por ejemplo en una hemorragia se disminuye la capacidad de transporte de Oxígeno y se comienza a producir Hematíes en mayor medida.

La síntesis de Hemoglobina y la producción de Hematíes no están necesariamente correlacionadas.

Un déficit de Hierro, por ejemplo, disminuye la síntesis de Hemoglobina, pero la producción de Hematíes se realiza a velocidad normal o mayor como respuesta al estímulo de la menor concentración de Oxígeno en los tejidos.

Las células que se originan en estos casos tienen menos Hemoglobina y por lo tanto menor capacidad de transportar Oxígeno.

- Leucocitos o Glóbulos Blancos.

También se originan en la médula de ciertos huesos.

Su función es la defensa contra organismos que causan enfermedades. Actúan en el Sistema Inmunológico.

## LA CIRCULACIÓN.

Es un circuito continuo, doble, cerrado y completo.

Doble: porque pasa dos veces por el Corazón cumpliendo dos circuitos el Pulmonar y el General.

Cerrado: porque circula por Vasos Sanguíneos.

*Completo: porque en el Corazón no hay mezcla de Sangre pura e impura.*

*Esto ocurre a consecuencia de que los tabiques interauriculares son completos. Compuestos por dos circuitos. Llamada la Circulación General o periférica y el segundo se denomina Circulación Pulmonar.*

## 1. CIRCULACIÓN GENERAL.

*Al contraerse la Aurícula Izquierda, la Sangre oxigenada, que ha llegado de los Pulmones, pasa a través de la Válvula Tricúspide al Ventrículo Izquierdo.*

*Al contraerse éste, determina el cierre de la Válvula Bicúspide y la apertura de las Válvulas Sigmoideas, expulsando la Sangre hacia la Arteria Aorta, que con sus numerosas ramas la distribuye por todo el organismo.*

*Al salir del Ventrículo Izquierdo se dirige hacia arriba en un trayecto de unos 5 cm., para luego replegarse hacia abajo y a la izquierda, formando un arco (Cayado Aórtico).*

*Inmediatamente después de salir del Ventrículo Izquierdo, parten dos importantes Arterias: Arteria Coronaria derecha e izquierda, destinadas a irrigar al Corazón.*

*La Aorta desciende adosada, emitiendo ramas para irrigación de las paredes del Tórax y del Abdomen, y de los órganos contenidos en esas cavidades. Termina a la altura de la 4° Vértebra Lumbar dividiéndose en tres ramas: una media y pequeña, llamada Arteria Sacra Media y dos laterales, más gruesas llamadas Arterias Ilíacas derecha e izquierda, que riegan la pelvis y las extremidades inferiores.*

*La Sangre al llegar a la intimidad de los tejidos, cede los principios nutritivos y el Oxigeno necesarios para las combustiones internas, y retira el Anhídrido Carbónico y los productos de desecho resultantes de la actividad celular.*

*Este proceso se cumple a nivel de los Capilares y es inverso al que se produce en los Pulmones.*

*Esta sangre impura o carboxigenada pasa a las distintas Venas que, por último, desembocan en dos grandes Vasos: Las Venas Cavas Superior e Inferior las cuales la vuelcan a la Aurícula Derecha, concluyendo en este lugar el Circuito corporal.*

*Componentes de la Gran Circulación:*

*- ARTERIAS: Poseen la función de transportar Sangre a gran presión a los tejidos.*

*Sus paredes son resistentes, elásticas y la Sangre fluye rápidamente.*

*La naturaleza elástica de las Arterias es importante porque impide que la presión se incremente en extremo cuando la Sangre se envía desde el Corazón hacia el árbol arterial mediante la contracción ventricular y también porque la elasticidad conserva una presión arterial elevada entre los latidos.*

*La presión aórtica normal se incrementa a solo 120 torr. con cada latido cardíaco y disminuye a 80 torr. entre ellos.*

*Sus paredes son gruesas, y está formada de tres capas. Una capa externa de tejido conectivo, una media de fibras musculares lisas y una interna de endotelio y tejido conectivo. El músculo liso de la capa media hace que por contracción o relajación pueda disminuir o aumentar el tamaño de la luz o cavidad interna. De esta manera puede regular la cantidad de sangre que llega a un órgano.*

*- ARTERIOLAS: Son las últimas ramas del Sistema Arterial. Actúan como válvulas de control a través de las cuales se manda Sangre hacia los Capilares.*

*Son pequeñas y con una poderosa pared muscular. Cada Arteriola se ramifica a unos 100 Capilares. Éstos al igual que las Arterias pequeñas tienen en sus paredes músculos potentes. Estos Vasos están muy inervados por el Sistema Nervioso Simpático* y cuando los estimula crea una constricción muy poderosa.

- CAPILARES: Son los que conectan las Arterias y las Venas en los tejidos. Intercambian líquidos, nutrientes, electrolitos, hormonas y otras sustancias entre la Sangre y los espacios intersticiales.

Sus paredes son delgadas, permeables a sustancias moleculares pequeñas y sin pared muscular a su alrededor, formadas por una única capa de células llamada Endotelio.

- VÉNULAS: Reciben la Sangre de los capilares.

- VENAS: Transportan la Sangre desde los tejidos hacia el Corazón. Poseen a lo largo del recorrido numerosas válvulas que impiden el retroceso de la Sangre.

El retorno venoso, es la cantidad de Sangre que fluye desde las Venas hacia la Aurícula derecha a cada minuto.

La Vena Porta está formada por Las Venas provenientes del Estomago, del Páncreas, del Intestino y del Bazo.

Esta Vena entra en el Hígado dividiéndose en numerosos Capilares, de los que nacen venas suprahepáticas, que desembocan en la Vena Cava

*Inferior. Es como un Sistema, tiene una función muy importante, une el Sistema Arterial y el Venoso.*

*Las Venas suelen ofrecer considerables resistencias por presentar diversas constricciones. Sus paredes son delgadas.*

**Grandes Arterias:**

*Actuar como conductos para la sangre, hacia todos los tejidos periféricos.*

*Servir como reservorios de alta presión, para recibir el gasto pulsátil de la Sangre del Corazón y almacenar parte de ésta durante una fracción de segundo, hasta el siguiente latido. -*

*Arterias pequeñas y Arteriolas.*

*Control casi total del grado de contracción o dilatación del flujo de la Sangre para cada tejido. - Venas. Tienen una gran importancia por su capacidad para entrar en constricción y dilatación, almacenar grandes cantidades de sangre y ponerla a disposición cuando lo requiere el resto del Sistema Circulatorio o impulsar la Sangre hacia delante por la llamada "bomba venosa" o incluso, ayudar a regular el gasto cardíaco.*

*2. CIRCULACIÓN PULMONAR.*

*El volumen de Sangre que atraviesa los Pulmones es esencialmente igual al que fluye por la Gran Circulación.*

*A la Aurícula derecha llega la Sangre impura o carboxigenada de los miembros superiores, la cabeza y la mitad superior del tronco por la Vena Cava Superior y la los miembros inferiores y la mitad del tronco por la Vena Cava Inferior.*

*Por contracción o sístole de la Aurícula se separan las Valvas de la Válvula Tricúspide impulsando la sangre hacia el Ventrículo Derecho. Luego la contracción de éste, cierra la Válvula Tricúspide y abre la Válvula Sigmoidea expulsando la Sangre hacia la Arteria Pulmonar.*

*Después de un breve trayecto ascendente, de 5 cm., la Arteria Pulmonar se divide en dos gruesas ramas, Arteria Pulmonar Derecha y la Izquierda, que llevan la Sangre a purificarse a los Pulmones derecho e izquierdo.*

*Cada rama penetra en el Pulmón dividiéndose repetidamente hasta constituir numerosas Capilares que se distribuyen en los Alvéolos Pulmonares, donde se produce el intercambio gaseoso llamado hematosis, deja el Anhídrido Carbónico y se carga de Oxígeno para luego pasar a los Capilares Venosos.*

*Éstos, se reúnen formando las Venas Pulmonares,*

*que son dos para cada Pulmón y que después de un breve recorrido desembocan separadamente en la Aurícula Izquierda.*

*Ya se ha oxigenado la sangre.*

*LOS TRASTORNOS MÁS FRECUENTES DE ESTE SISTEMA.*

*Son: Ataque al Corazón, desequilibrios en la presión sanguínea y Venas varicosas.*

*Hay una enfermedad hereditaria, menos frecuente, que es la hemofilia, que impide que la Sangre se coagule.*

*MAPA PODAL.*

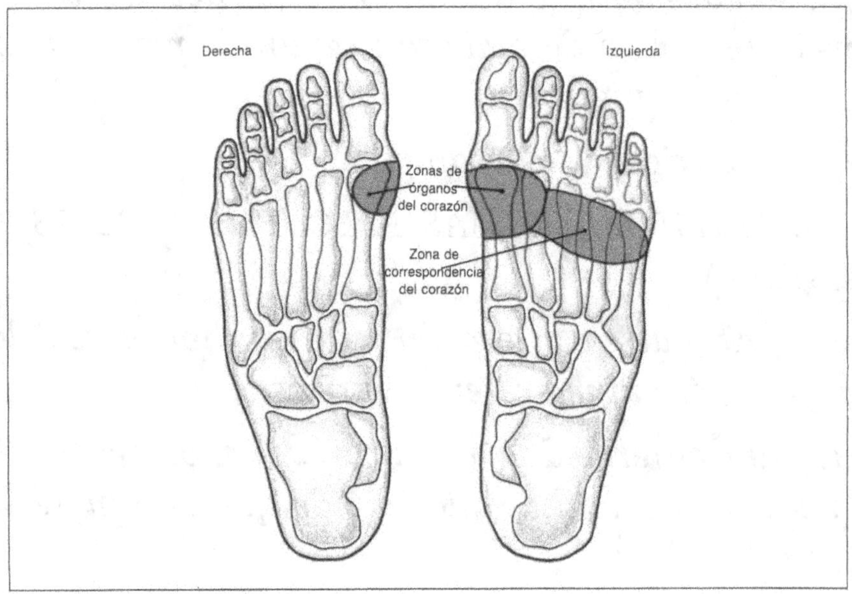


*Ilustración 26: Zonas del corazón en la planta del pie.*

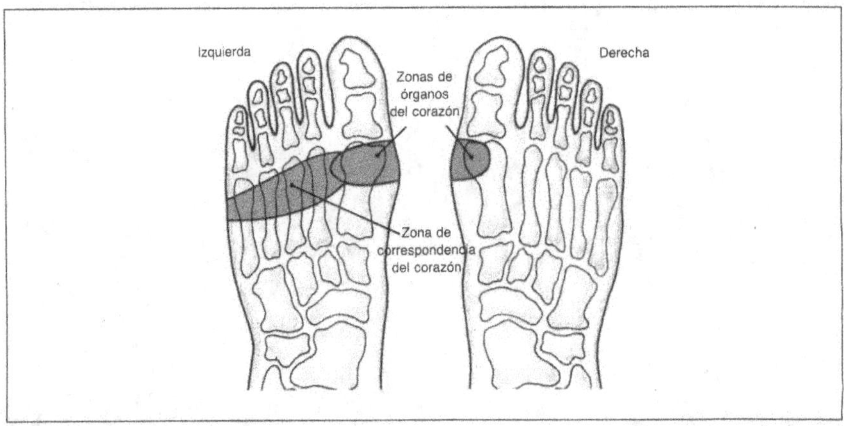


*Ilustración 27: Zonas del corazón en la espalda del pie.*

# *APLICACIÓN EN ESTA ZONA.*

*Objetivo del masaje: Estimular el retorno venoso que lleva la Sangre hacia el Corazón, revitalizar el organismo y oxigenarlo. Se aplica en la hipotensión arterial, la arteriosclerosis (vasidilata y depura la sangre) y en la convalecencia del infarto o en la angina de pecho. También en personas con estilo de vida desordenado, hiperexcitante, exceso de comida y tabaquismo, sobre todo en primavera y verano.*

*Se trabaja primero en técnica circular el empeine de los dos pies.*

*Corazón: en la región plantar del pie izquierdo, en la almohadilla bajo el 2do, 3ro y 4to dedos, con dirección de abajo a arriba.*

*Circulación sanguínea: en el dorso del pie izquierdo, 2 dedos por debajo de la línea del cinturón escapular, con dirección horizontal, recorriendo la región que va del 4to al 2do dedos.*

*Bazo: en la región plantar lateral, bajo la zona del corazón, ligeramente desviado hacia la zona bajo el 5to dedo. la estimulación se realiza con el nudillo, imprimiéndole un movimiento rotatorio de tornillo, haciendo presión tres o cuatro veces.*

*Importante*

*En el tratamiento de la hipertensión arterial se deben masajear las zonas:*

*del Sistema Urinario (diuresis)*

*del Sistema Linfático (diuresis y desintoxicación)*

*del Sistema Nervioso (relajar, sedar)*

*Nunca estimular las zonas reflejas del Sistema Cardiovascular.*

*En la prevención de varices y anemias (estimular Bazo).*

# Tema 4.

## Sistema Linfático.

*Este Sistema funciona como un Sistema Circulatorio Secundario. La circulación es de retorno, se produce desde los tejidos hacia el Corazón. Es la segunda red de transporte de líquidos corporales.*

*El Sistema Linfático evacúa los desechos de las células corporales con la ayuda de los nódulos linfáticos situados por todo el cuerpo, con grandes agrupaciones en el pecho, en la ingle y en las axilas.*

*Pertenece a un Sistema especial (Inmunológico) que combate los diferentes agentes infecciosos y tóxicos de dos maneras: Sestruyendo los agentes por fagocitosis por un lado y por otro produciendo anticuerpos y linfocitos sensibilizados.*

*Este Sistema se compone de Los Leucocitos del Sistema Circulatorio.*

*y el Sistema de macrófagos, Sistema Inmunológico.*

## ÓRGANOS DEL SISTEMA LINFÁTICO Y FUNCIONES:

*Está compuesto por los Vasos y Conductos Linfáticos, Ganglios Linfáticos, Linfa (fluido linfático), Bazo, Amígdalas, Adenoides, Glándula Timo, Apéndice, Placas de Peyer y la Médula Ósea.*

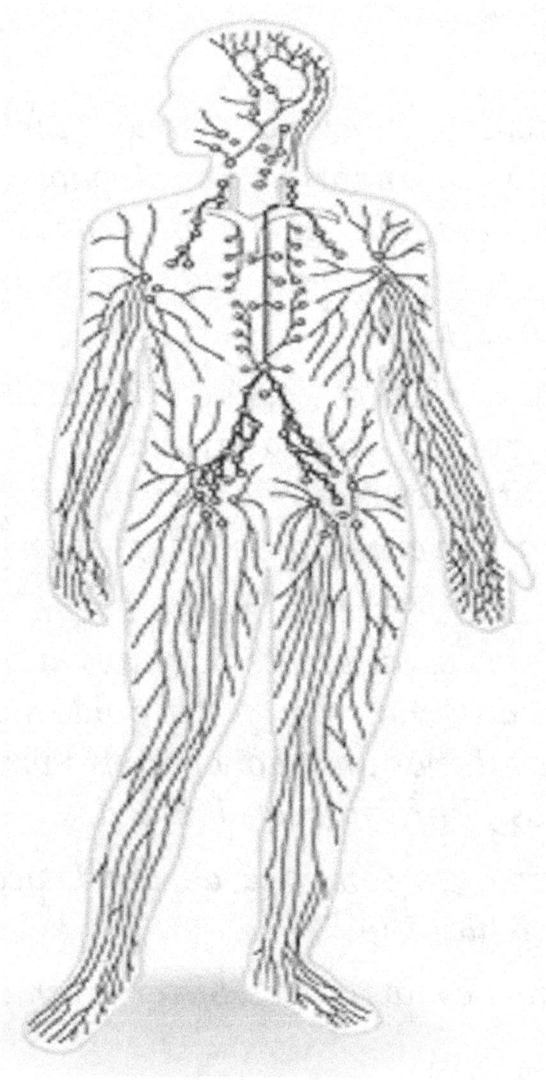

*- VASOS LINFÁTICOS.*

*Por ellos es por donde circula la Linfa.*

*Los más finos, Capilares, al reunirse entre sí, van formando Venas de calibre cada vez mayor. Las Venas Linfáticas poseen paredes delgadas y válvulas que impiden el retroceso de la linfa.*

*Su trabajo es colaborar con los Vasos Sanguíneos trayendo líquido del retorno al Corazón, pero no poseen una bomba que impulse la Linfa (como el torrente circulatorio que tiene al Corazón).*

*Para poder impulsarla se apoyan en el latido cercano de los Vasos Sanguíneos, y en el trabajo de los Músculos al moverse.*

*Los Vasos absorben a nivel del Intestino las grasas digeridas y las transportan a la gran Vena Linfática desde donde son vertidas al torrente sanguíneo.*

*Los Vasos Linfáticos se reúnen en dos grandes Vasos o conductos colectores principales: El Conducto Torácico y el Tronco Linfático derecho ó Gran Vena Linfática.*

*- El Conducto Torácico se origina en una dilatación llamada Cisterna de Pecquet, que se encuentra a nivel de la segunda Vértebra Lumbar. Desde allí desciende verticalmente a lo largo de la Columna Vertebral, desembocando en la vena Cava Superior.*

*- El Tronco Linfático derecho o Gran Vena Linfática se origina en la región derecha de la cavidad torácica y después desemboca también en la Vena Cava Superior. (A veces esta vena falta).*

*- LINFA.*

*Es un líquido incoloro que recorre los Vasos Linfáticos, deriva de la Sangre y se asemeja a ella.*

*Se produce tras el exceso de líquido que sale de los Capilares Sanguíneos al espacio intercelular, siendo recogida por los Capilares Linfáticos, que drenan a Vasos Linfáticos más gruesos hasta converger en conductos que se vacían en las Venas Subclavias.*

*Coagula cuando sale de los Vasos Linfáticos.*

*- La Linfa Intersticial contiene sustancias destinadas a la nutrición de las células y productos que derivan de la actividad funcional específica de los tejidos que son en parte destinados a ser utilizados por el organismo y en parte productos de desecho. Cierta cantidad de esta Linfa pasa a los Vasos Linfáticos.*

*- La Linfa de los Vasos Linfáticos se distingue de la Intersticial porque contiene: linfocitos (8000/mm3), escasos granulocitos, monocitos y*

*eritrocitos o hematíes.*

*El Plasma Linfático es la parte líquida de la Linfa.*

*El Quilo es la Linfa que circula en los Vasos Linfáticos proveniente de las vellosidades intestinales.*

*- GANGLIOS LINFÁTICOS.*

*Son abultamientos de consistencia blanda, se forman en la unión de los Vasos Linfáticos y sirven para producir Linfocitos, Células Plasmáticas y filtrar toxinas y bacterias, impidiendo que penetren en el torrente sanguíneo y facilitando que sean fagocitadas por los Glóbulos Blancos.*

*Hay zonas específicas donde se acumulan: Especialmente en el Hueco Poplíteo, Ingles, Zona abdominal, Fosa cubital, Axilas, Cuello.*

*Zona de cabeza y cuello:*

*1. Ganglios Linfáticos Pericervicales, son Ganglios Linfáticos situados en la zona interpuesta entre la cabeza y el cuello formando casi una especie de collar.*

*2. Cadena Laterocervical Superficial.*

*3. Cadena Laterocervical Profunda.*

*4. Cadena Yugular Anterior.*

*5. Nódulos Linfáticos Cervicales Profundos Anteriores*

*Linfáticos del tórax:*

*Ganglios Linfáticos Parietales forman los siguientes grupos:*

*1- grupo Mamario Interno*

*2- grupo Intercostal.*

*3- grupo Diafragmático*

*Ganglios Linfáticos Viscerales forman los siguientes grupos:*

*1. grupo Mediastínico Anterior.*

*2. grupo Mediastínico Posterior.*

*3. grupo Traqueo-Bronquial o Estación Mediastínica Media.*

*4. Ganglios Linfáticos Intrapulmonares.*

*Linfáticos de los miembros inferiores:*

*1. Estación Tibial Anterior que recibe los Vasos Linfáticos que provienen de la parte profunda de la planta del pie. Este tronco se acomoda luego junto a los Vasos Linfáticos profundos de la región anterior de la pierna para confluir en el Ganglio Linfático Tibial Anterior, atraviesan la parte superior del espacio interóseo de la pierna de adelante hacia atrás, desembocando en los Ganglios Poplíteos.*

*2. Estación Poplítea:*

*Recibe los Vasos Linfáticos que provienen de la Estación Tibial Anterior, de los Vasos Linfáticos* que acompañan el curso de los Vasos de la planta del pie, de los Vasos Tibiales posteriores y Peroneos y los Linfáticos que provienen de la articulación de la rodilla.

Recibe también los Vasos Linfáticos Safenos Internos, que provienen del dorso del pie y de los planos superficiales de la región de la pierna.

*3. Estación Inguinal:*

Formada por Ganglios Linfáticos que se encuentran en la región inguino-femoral, situada bajo el pliegue de la ingle y que comprende parte de la superficie anteromedial del muslo; en esta Estación se distinguen Ganglios superficiales y profundos. Los eferentes de los Nódulos Inguinales Profundos se dirigen hacia la pelvis, desembocando en los Ganglios Ilíacos Externos.

*Linfáticos de la pelvis:*

La Estación Ilíaca Externa, la Ilíaca Interna o Hipogástrica y la Ilíaca Común.

## AGREGADOS DE LINFOCITOS Y OTRAS CÉLULAS:

Se asemejan a los Ganglios Linfáticos en cuanto a estructura y función, están situados bajo la mucosa de los tractos respiratorios y gastrointestinal.

*Entre estos Agregados están las Amígdalas, el Adenoides y las Placas de Peyer que pertenecen también al Sistema Inmunológico.*

*- Amígdalas.*

*Las Amígdalas, aunque no sean un órgano son estructuras del Sistema Linfático a nivel de la Faringe que actúan como primera barrera defensiva ante agentes patógenos externos que entren por la boca o la nariz.*

*- Adenoides.*

*Se halla situado por detrás de las Fosas Nasales, en la parte más alta de la Faringe, detrás de la nariz y por encima del paladar blando.*

*Es productor de defensas en la infancia, por ello también forma parte del Sistema Inmunológico.*

*- Placas de Peyer.*

*Son unos cúmulos de Tejido Linfático que recubren interiormente las mucosas, como las del Intestino y las Vías Respiratorias. Estos tejidos pertenecen también las Sistema Inmunológico.*

*En su mayor parte, estos Folículos Linfoides se ubican en el Íleon Terminal y están formados principalmente por Linfocitos B, que sintetizan Inmunoglobulinas A, que realizan la exclusión inmunológica opsonizando agentes patógenos que atraviesan las paredes del Íleon para que puedan ser procesados por las células presentadoras de antígenos y presentados a los Linfocitos T, desencadenando una respuesta inmune.*

LINFOCITOS.

*Son pequeñas Células Linfáticas que pertenecen al grupo de los Glóbulos Blancos y forman parte del Sistema Inmunológico.*

*Son producidos por Células presentes en la Médula Ósea y después migran a órganos linfoides y junto con las Células Plasmáticas son transportados por la Sangre a todo el cuerpo.*

*Son capaces de distinguir entre células del propio cuerpo y las extrañas y destruirlas con sustancias químicas que producen.*

*Hay de varios tipos y todos tienen un papel importante en la defensa del organismo. Cada Linfocito está especializado en atacar a un antígeno y sólo cuando éste aparece es cuando actúa.*

*BAZO.*

*Está situado en el cuadrante superior izquierdo de la cavidad abdominal y está relacionado con el Riñón izquierdo y el Páncreas.*

*Es un centro de actividad importante en el Sistema Inmune.*

*Se encarga de eliminar de la sangre restos celulares de la destrucción de plaquetas, leucocitos o glóbulos rojos ya viejos, permitiendo la recuperación del hierro para la formación de nuevos hematíes.*

*TIMO.*

*Situado detrás del esternón cerca del Corazón, es donde tiene lugar la diferenciación de linfocitos en linfocitos tipo T.*

*También es una Glándula fundamental en el desarrollo del niño interior y su paso al adulto en la maduración de los órganos sexuales.*

*Podemos activarla mendiante unos golpecitos con el puño cerrado. Se le llama también la glándula de la Felicidad.*

# Casos prácticos

*CELULITIS: Aspecto de volumen de zonas del cuerpo y aspecto mullido.*

*Zonas a tratar:*

- *Sistema Linfático.*

- *Corazón.*

- *Riñón.*

- *Vejiga.*

- *Ovarios/testículos.*

*FUNCIONES DE ESTE SISTEMA.::*

*El mantenimiento del equilibrio homeostático en los tejidos, regulando el fluido intersticial a través del transporte de las grandes moléculas cómo proteínas, ácidos grasos de cadena larga, sustancias extrañas, etc., por sus Vasos.*

*El transporte de proteínas, sustancias de alto peso molecular, para devolverlas al Sistema Circulatorio. Ejemplo, cuando tras un traumatismo los hematomas deben ser absorbidos ya que si no se hiciera, se irían almacenando en los tejidos, provocando un aumento de líquido en los mismos y una disminución de la presión coloidosmótica, cayendo el volumen sanguíneo, con lo que la persona moriría entre doce y veinticuatro horas.*

*Otra función fundamental de este Sistema es la inmunológica: Gracias a sus estructuras es capaz de desarrollar células específicas que combatan los agentes patógenos externos.*

*Los Ganglios Linfáticos se encargan de la filtración de la Linfa.*

*MAPA PODAL*

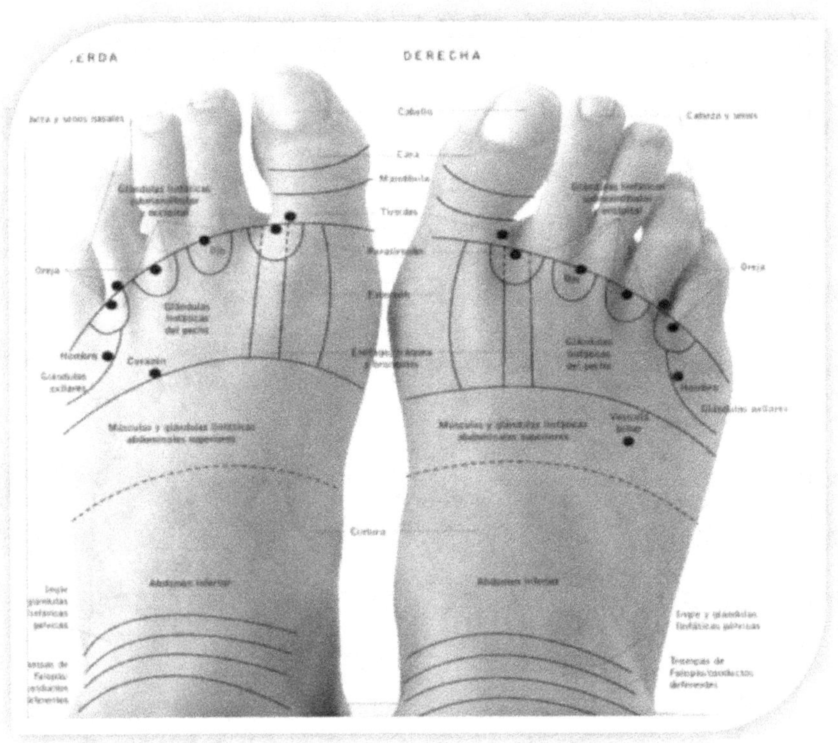

## TRASTORNOS EN EL SISTEMA.

*Problemas en los senos como bultos, mastitis o cáncer. Cualquier tipo de infección, ejemplo Faríngeo amigdalitis.*

*Asimismo las enfermedades «autoinmunes», por las que el Sistema Inmunológico del cuerpo empieza a reaccionar y a destruir sus propios tejidos, se asocian con este Sistema.*

*Mapa Podal*

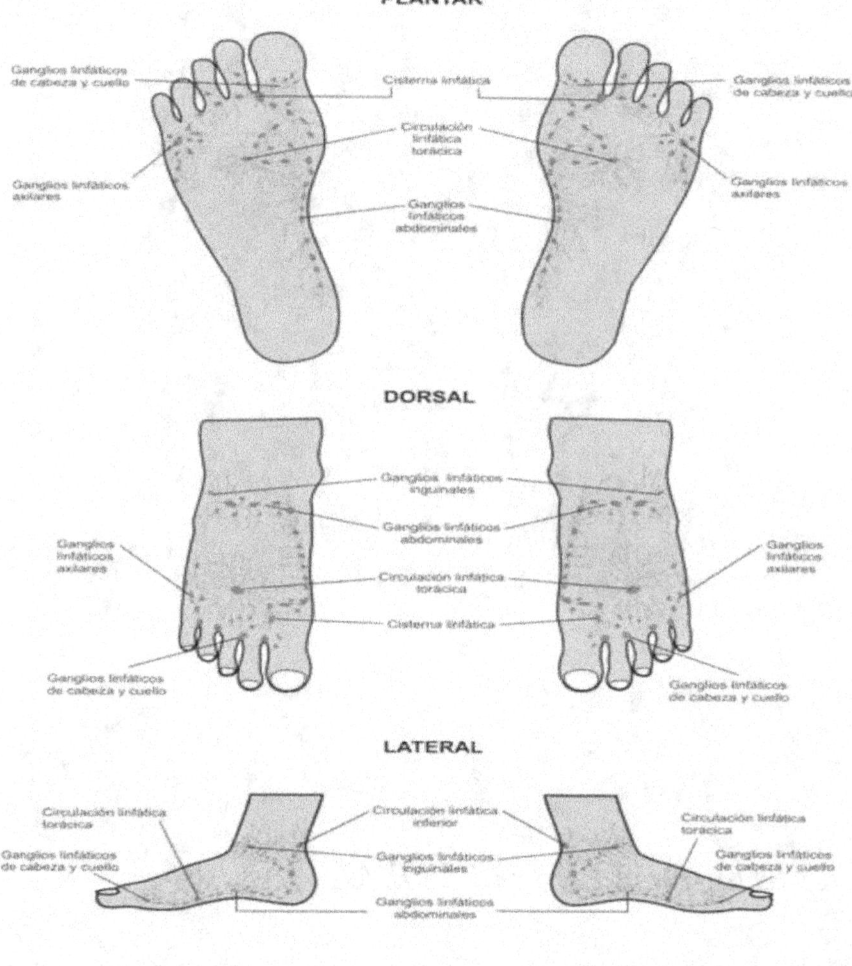



## ZONAS LINFÁTICAS PLANTA DE LOS PIES

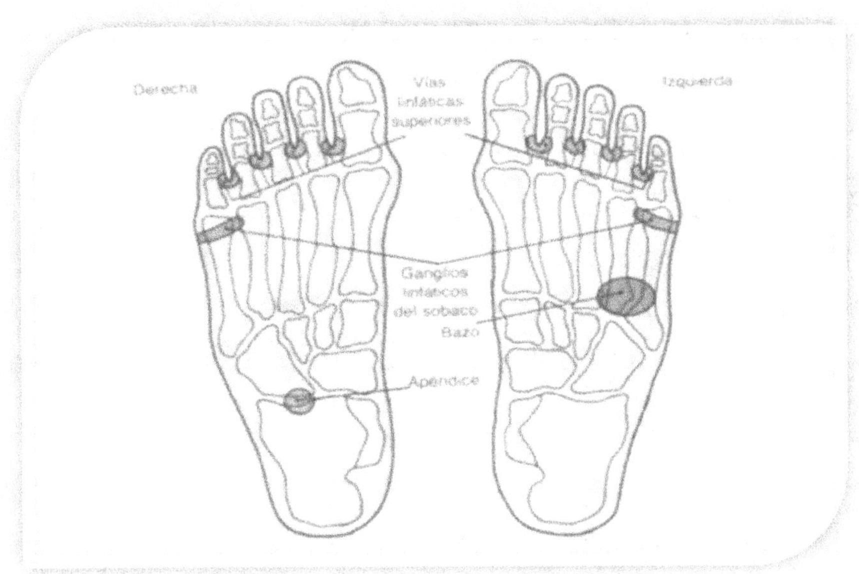

## ZONAS LINFÁTICAS DORSO DE LOS PIES

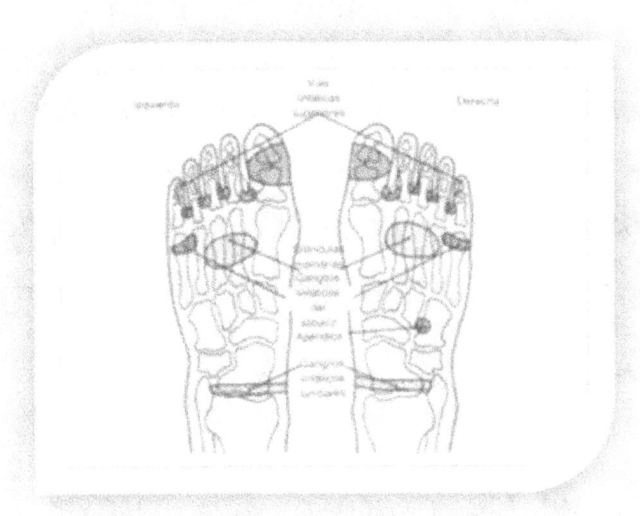

## APLICACIONES EN LAS ZONAS REFLEJAS.

*El objetivo del masaje es:*

*Eliminar molestias causadas por infecciones o inflamaciones.*

*Eliminar estancamientos circulatorios.*

*Para disminuir la retención de líquidos, se aconseja que las zonas se traten varias veces durante el masaje reflexológico. De un buen drenaje de los líquidos depende el buen funcionamiento de todo el recambio corporal.*

*Importante:*

*Los dos lados del cuerpo no drenan de la misma manera, los Linfáticos de la porción inferior del cuerpo (ambas piernas) y tronco izquierdo suben por el Conducto Torácico, y, junto con el brazo izquierdo y lado izquierdo de la cabeza, desembocan en el Sistema Venoso en la unión de las Venas Yugular Interna y Subclavia Izquierda.*

*Los Linfáticos del brazo derecho, parte superior derecha del tórax y lado derecho de la cabeza desembocan en el Sistema Venoso en la unión de la Yugular Interna y Subclavia derechas.*

*Pasos:*

*Toda estimulación de las Zonas Linfáticas debe partir siempre de la Cisterna Linfática, para producir el denominado efecto llamada, por el cual vamos a ayudar a que la Linfa empiece a aumentar su flujo y movimiento.*

*Ejercer en este punto una fuerte y reiterada presión, antes de dar inicio al masaje de las Zonas Linfáticas que debe realizarse con mucha suavidad, bombeando (tres golpes) los puntos que se corresponden con los de los Ganglios más importantes.*

## EL DRENAJE LINFÁTICO:

*Para que la persona comience a relajarse comenzar masajeado entre las primeras falanges de los dedos primero y segundo. El movimiento debe ser lento y suave.*

*A este punto se le llama el Pozo de las Emociones, pues los fluidos de nuestro cuerpo conectan con ellas, y al darles movimiento ayudamos a que se liberen. Las personas con propensión a la retención de líquidos suelen retener sus emociones.*

*El siguiente paso es drenar los Linfáticos del cuello (localizados en zona interna de 1ª falange de dedo gordo), y después los de la cara (situados justo por debajo de la uña del mismo dedo).*

*Luego bombeamos el punto de axila (situado debajo de la cabeza del metatarsiano del 5º dedo), después subimos en caricia por la zona refleja del brazo (todo el metatarsiano del 5º dedo) hasta zona refleja de axila, y de ahí a la de la unión de* las Venas Yugular Interna y Subclavia, bombeando tanto en axila como en éste último.

El tronco, se drena desde la zona de esternón hacia el costado (dorso del pie a la altura de los metatarsianos), se sube por el lateral del costado hacia zona refleja de axila, y volvemos al punto de de la unión de las Venas Yugular Interna y Subclavia, bombeándolo.

Para drenar la zona abdominal buscamos primero un punto reflejo muy importante, el de la Cisterna de Pecquet o Receptáculo del Quilo.

En el cuerpo se localiza a la altura del Intestino Delgado, donde se produce la asimilación de los alimentos, su importancia es vital en la absorción de grasas, moléculas de alto peso, y para frenar el paso de bacterias y toxinas, por tanto esta zona está llena de Ganglios Linfáticos.

Su punto reflejo se sitúa en el dorso del pie entre las articulaciones de la primera y segunda cuña y los metatarsianos de los dos primeros dedos. Bombeamos ese punto.

Después llevamos hacia él con suaves caricias la Linfa del abdomen, para subir a continuación por la zona refleja del "conducto torácico" (encargado de subir toda la Linfa de las dos piernas y de todo el lado izquierdo del tronco) hacia la unión de las Venas Yugular Interna y Subclavia. En el desplazamiento se aconseja usar los cuatro dedos porque así se abarca todo el pie.

El siguiente paso será drenar las piernas comenzando con el bombeo de los Ganglios Linfáticos de la ingle situados a nivel reflejo por debajo del tendón del dedo primero en el dorso a la altura de la articulación de la Tibia y el Astrágalo.

Después con suaves caricias dirigiremos la Linfa desde la zona refleja de las piernas hacia ese punto, para bombear de nuevo.

Para terminar el drenaje subiremos hacia la zona de Cisterna de Pecquet, bombeándola, y de ahí, por el conducto torácico a la unión de las Venas Yugular Interna y Subclavia, bombeando.

También se puede mejorar el masaje caminando con el dedo índice, descendiendo entre los dedos de los píes hacia el borde interior para luego retroceder hasta los dedos.

Para completarlo hacer un movimiento de rotación al pulgar y al índice, como "ordeñando", en la base de los dedos.

Cuando se trabaja el Drenaje Linfático, también se hacen los Sistemas Digestivo y Renal completos y los puntos reflejos de Columna Vertebral, para hacer más efectivo el tratamiento.

Normalmente este trabajo se incluye en los casos de

estrés y ansiedad, ya que al conectar con el aspecto emocional ayuda a movilizar las emociones que nos influyen en esas situaciones, cambiando nuestra actitud.

El Drenaje Linfático reflejo actúa sobre el Sistema Neurovegetativo, inhibiendo los estímulos dolorosos y provocando un efecto sedante y relajante.

Indicado también en la Celulitis (obesidad).

Se aplica el masaje en los problemas de edemas, inflamaciones, varices, tratamientos circulatorios postraumáticos o postoperatorios, cuando no está indicado el drenaje directo.

# Tema 5.

## Sistema Excretor

### ÓRGANOS Y FUNCIONES.

*Está formado por el Sistema Urinario, los Pulmones, la Piel, el Intestino Grueso o Colon y los Ovarios.*

*Está encargado de eliminar las sustancias tóxicas y los desechos de nuestro organismo y es también un Sistema regulador del medio interno para que los organismos vivos aseguren su supervivencia frente a las variaciones ambientales.*

*Así se mantiene constante la composición química y el volumen del medio interno (homeostasis) al determinar la cantidad de agua y de sales que hay en el organismo en cada momento, expulsando su exceso.*

### SISTEMA URINARIO:

*Su función es mantener el equilibrio constante de la salinidad de la Sangre y separar de la Sangre los productos de desecho, por medio de la orina: Urea,*

*Ácido úrico y Amoniaco.*

*Está formado por dos Riñones y un sistema de conductos excretores llamados Uréteres, Vejiga y Uretra.*

*LOS RIÑONES:*

*Tienen la forma de una alubia que pesa aproximadamente 170 gramos, 12 cm de largo, 6 cm de ancho y 3 cm de espesor.*

*Están situados a los lados de la Columna Vertebral, a la altura de las dos últimas vértebras Dorsales y las tres primeras Lumbares, en la Cavidad Abdominal.*

*A través de la Arteria Renal, llega a los Riñones la Sangre cargada de sustancias tóxicas. Dentro de los Riñones, se filtra a través de una extensa red de pequeños Capilares. De esta forma, los desechos que transporta la sangre quedan retenidos en el Riñón y se forma la Orina.*

*Los Riñones son los órganos más importantes en el proceso de eliminación de residuos del organismo. Al eliminar los productos de desecho mantienen la homeostasis y la osmoralidad.*

*La Orina es la sustancia encargada de esta limpieza, y se produce al filtrarse la Sangre a través del Riñón. Es un líquido amarillo ámbar, transparente, tóxico y de reacción ligeramente* ácida. En 24 horas un adulto expulsa de 1.000 a 1.500 cm3 de orina.

Está compuesta por agua, sales minerales y sustancias tóxicas para el organismo como la urea y el ácido úrico.

Luego la Orina pasa a través de los Uréteres, la Vejiga y la Uretra por donde sale al exterior.

*URÉTERES:*

Son dos conductos de unos 30 cm de longitud, que unen cada uno de los Riñones con la Vejiga.

Las paredes de los Uréteres están recubiertas de mucosa. Los movimientos de su tejido muscular permiten conducir la Orina hasta la Vejiga.

*VEJIGA:*

Es un órgano hueco y elástico que funciona como almacén de la Orina proveniente de los Uréteres.

Las paredes de la Vejiga también están recubiertas de mucosa, y su exterior está compuesto de tejido muscular.

En la Vejiga están los Esfínteres, dos músculos que controlan la evacuación de la Orina, cerrando las vías de salida hasta que la Vejiga esté llena.

*El ser humano puede relajar estos Esfínteres voluntariamente, haciendo descender la Orina por la Uretra.*

*LA URETRA.*

*Es un conducto membranoso por el que se elimina la Orina que se acumula en ella.*

*Es completamente diferente en hombres y mujeres, ya que en los primeros se integra en el Sistema Reproductor, mientras que en las mujeres es independiente.*

*Aparato urinario femenino y masculino:*

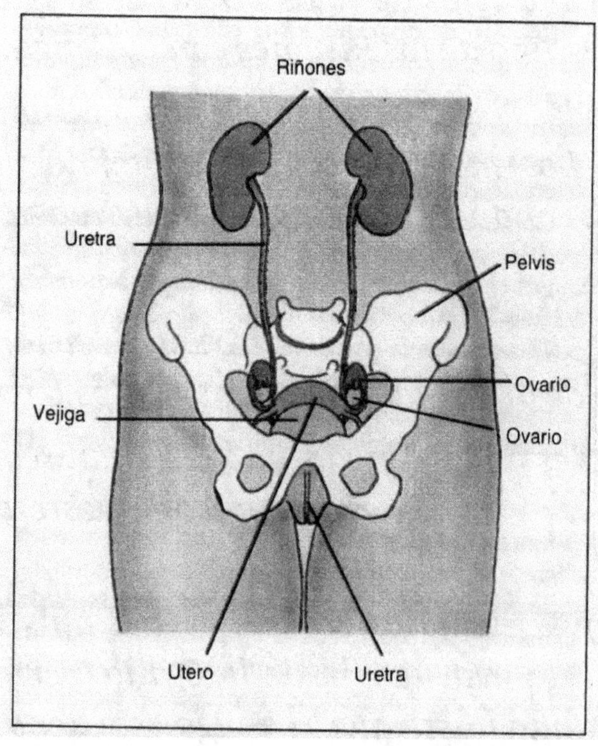

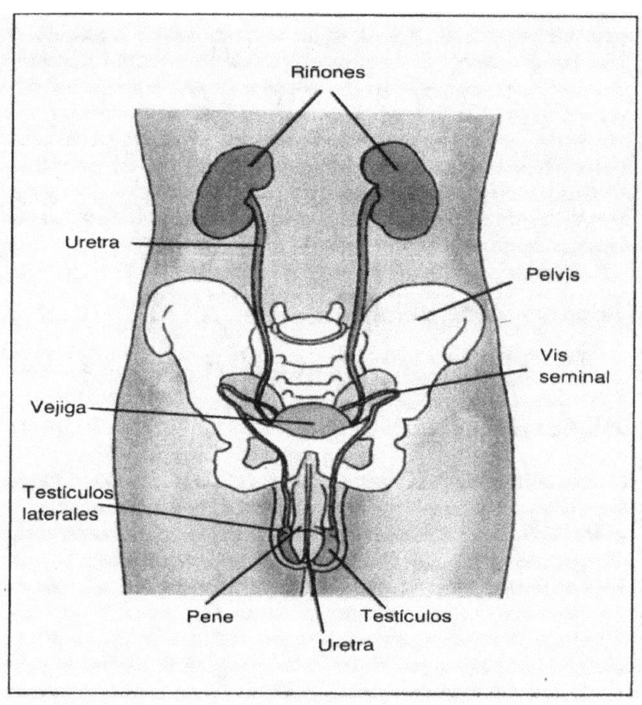


## TRASTORNOS:

*Los Cálculos Renales están producidos por células o mucosidad de excreción que normalmente se mantendrían en solución para ser expulsadas, pero que por diferentes causas son retenidas y se producen arenillas o cálculos.*

*Los síntomas son dolores lumbares, fiebre alta muchas veces, eliminación de la Orina restringida, de color pardo e hinchazón de la cara. Los Cálculos Renales producen fuertes cólicos y dolor.*

*Las inflamaciones de los Riñones y de la zona de la Pelvis pueden ser bastante perjudiciales y deben ser atendidos por un experto, ya que están producidos* por agentes patógenos y una inflamación que no se trate puede convertirse en crónica.

Las infecciones de Riñón suelen estar causadas por infección de la Vejiga que se extiende a los Uréteres y a los Riñones. Pueden ser muy graves y recurrentes si no se limpian bebiendo líquido y con antibióticos, o si se tienen los Riñones débiles.

La Cistitis se produce cuando la vejiga se inflama como consecuencia de una infección. Esto produce una sensación de ardor al orinar, dolor agudo y temperatura elevada.

*MAPA PODAL*

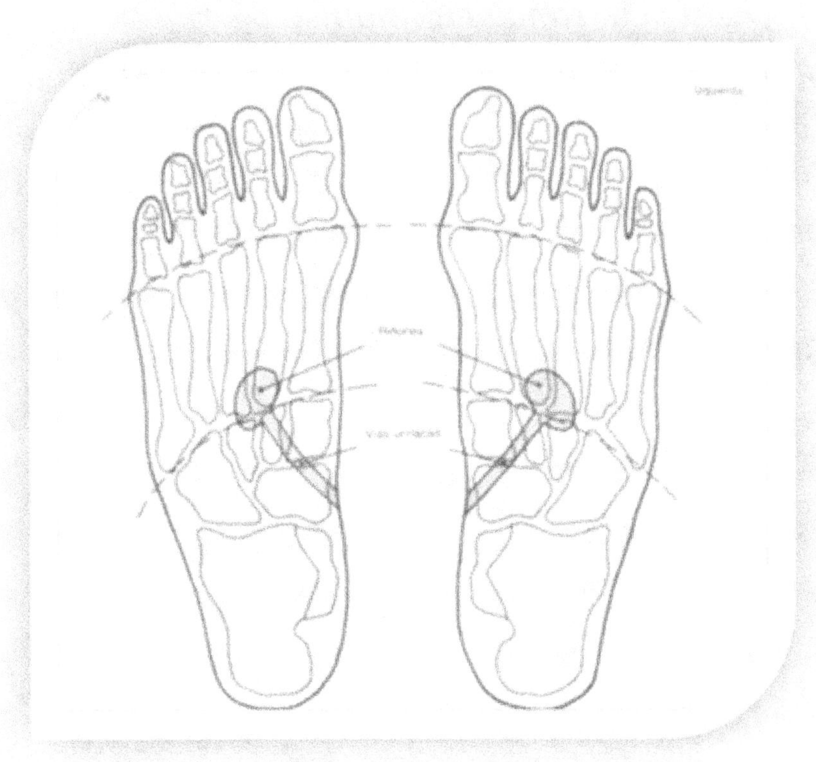

*Localización anatómica:*

*Vejiga: Bajo el maléolo interno, en la parte blanda del pie, en la región medial.*

*Uréter: Parte de la zona de la Vejiga, con una trayectoria diagonal hacia el centro del pie, donde se encuentra la zona del Riñón.*

*Riñón: Al final de la zona del canal de los Uréteres, en una especie de obstáculo formado por las dos yemas de la zona plantar alta del pie (en un hoyito formado).*

*Uretra: En la cara medial del tobillo, en la depresión detrás del maléolo interno.*

*Casos prácticos.*

*La Reflexoterapia puede efectuarse como complemento a los métodos alopáticos y con el consentimiento del médico, que indicará si sólo se tratan las zonas de los Riñones, Vías Urinarias y Vejiga, o también las zonas que han causado los trastornos.*

*Para los Cálculos Renales debe masajearse la zona refleja del Sistema Linfático.*

*El objetivo del masaje es estimular y favorecer la diuresis, provocando una depuración natural del organismo y reactivar órganos que muestran una carencia de energía.*

*Se trabajan los Riñones con movimientos circulares, los Uréteres con caminata hasta la Vejiga, que se trabaja igual que el Riñón.*

*Los masajes deben ser suaves y repetirse a intervalos cortos.*

*El sentido del masaje:*

*Masajear en sentido riñón, uréter y vejiga para favorecer la diuresis: Primero en un pie y luego en el otro.*

*OTROS COMPONENTES DEL SISTEMA EXCRETOR:*

*- FOSAS NASALES Y BOCA.*

*El dióxido de carbono, como desecho metabólico, sale al exterior a través de las fosas nasales o la boca.*

*La sangre que sale del Riñón por la Vena Renal, ya está filtrada, no contiene Urea ni Ácido Úrico, pero sí Dióxido de Carbono. Pasa a la Vena Cava y de ahí al Corazón para dirigirse finalmente a los Pulmones y salir por las fosas nasales o la boca en las expiraciones.*

*- LA PIEL.*

*El sudor que producen las Glándulas Sudoríparas,*

situadas en la piel de todo el cuerpo, más especialmente en la frente, en las axilas, en la palma de las manos, en la planta de los pies… es un líquido claro, compuesto por agua y sales minerales y se expulsa al exterior a través de los poros.

Su composición y la cantidad que se elimina no siempre es la misma ya que está regulado por el Sistema Nervioso.

- EL HÍGADO.

A través de sus células ayuda a la regulación del organismo: La síntesis de proteínas, la modificación de la composición de las grasas, la transformación de las proteínas y grasas en Carbohidratos y de productos de desecho nitrogenados como la Urea.

- EL INTESTINO GRUESO O COLON que acumula desechos en forma de heces para ser excretadas por el ano.

- LOS ÓVULOS NO FECUNDADOS son expulsados en el período de la menstruación.

Esto ocurre mensualmente durante el tiempo fértil de la mujer.

# Tema 6.

## Sistema óseo-mio-articular

El conjunto de Músculos, Huesos y Articulaciones (junto con los Tendones, los Ligamentos y los Cartílagos) conforman el Sistema Óseo-mio-articular.

Su función es:

1) Protección de órganos y estructuras delicadas

2) Sostén del cuerpo

3) Permitir el movimiento


SISTEMA ÓSEO-ESQUELÉTICO:

Órganos y funciones.

El Sistema Óseo adulto consta aproximadamente de 206 huesos. Se utilizan para conseguir movimiento por medio de las articulaciones y proporcionar una estructura al cuerpo, sujetar las partes blandas y proteger los órganos vitales.

*Ejemplos: el Cráneo, protege el Cerebro; los Huesos Pélvicos, sostienen los órganos del Sistema Digestivo y Reproductor; la Columna Vertebral, sirve de soporte a la Médula Espinal y los Nervios; y el Tórax, protege los Pulmones y el Corazón.*

*Están formados por cerca de un 45 por ciento de minerales, un 30 por ciento de materiales orgánicos y un 25 por ciento de agua. Los huesos largos del cuerpo contienen Medula Ósea, que elabora Células Sanguíneas Rojas para transportar Oxigeno por todo el Sistema, y Células Sanguíneas Blancas, que forman el Sistema Inmunitario.*

*El esqueleto empieza a formarse antes del nacimiento y llega a la plenitud de su desarrollo hacia los 20 años de edad.*

*En la formación y mantenimiento de los huesos influyen factores tanto hormonales como alimenticios. Para tener unos huesos sanos y fuertes es muy importante que desde niños se incluyan cantidades adecuadas de Calcio y Vitamina D en la dieta.*

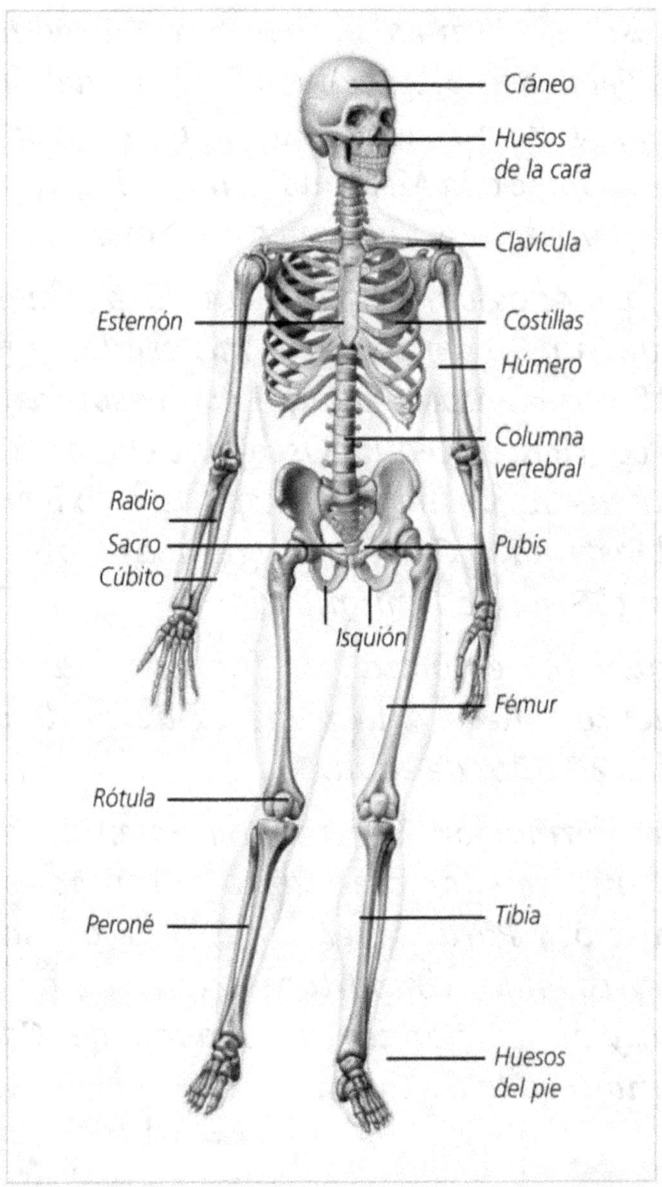



*El esqueleto humano puede dividirse en dos partes: Axial y Apendicular.*

*1. Esqueleto Axial:*

*- Huesos de la cabeza:*

Huesos del Cráneo:

- impares: Frontal, Occipital, Etmoides, Esfenoide.s

- pares: Parietales, Temporales.

Huesos de la cara:

- impares: Maxilar Inferior, Vómer

- pares: Maxilar Superior, Malar, Lagrimal, Cornete, Nasal.

- Huesos de tórax: formado por el Esternón y los 12 pares de Costillas.

- Huesos de la Columna Vertebral:

- 7 Vértebras Cervicales.

- 12 Vértebras Dorsales.

- 5 Lumbares.

- 1 Sacro formado por 5 Vértebras.

- 1 coxis formado por entre 3 y 5 vértebras

2. Esqueleto Apendicular:

Huesos de las Extremidades Superiores:

- Omoplatos y Clavícula.

- brazo: Húmero.

- antebrazo: Cúbito y Radio.

- mano: Carpo, formado por 8 huesos.

- 5 huesos Metacarpianos.

- 14 Falanges de los dedos.

*Huesos de las extremidades inferiores:*

*- cadera: Coxal (Ilion, Pubis, Isquion) Sacro, Coxis.*

*- muslo: Fémur.*

*- rodilla: Rótula.*

*- pierna: Tibia y Peroné.*

*- pie: 7 huesos del Tarso.*

*-5 huesos Metatarsianos.*

*-14 Falanges de los dedos.*

*Pueden clasificarse por su forma y longitud:*

*Huesos cortos: de forma cúbica (huesos del Carpo, entre otros).*

*Huesos largos: cilíndricos y de forma alargada. Principalmente se encuentran en las extremidades superiores e inferiores (Húmero, Radio, Tibia, Peroné...)*

*Huesos planos: delgados y planos (Esternón, Costillas, Omoplatos...)*

*Osteoporosis*

*Esta enfermedad afecta al esqueleto y se caracteriza por una disminución de la densidad ósea y una alteración de la estructura microscópica del tejido óseo que predispone a la aparición de fracturas (muñeca o cadera), de manera espontanea o tras traumatismos mínimos, dolor o sensibilidad ósea, pérdida de estatura con el tiempo (postura encorvada) y lumbago.*

*Por lo general, la pérdida ocurre de manera gradual en un período de años y, muchas veces, la persona sufrirá una fractura antes de darse cuenta de la presencia de la enfermedad. Cuando esto ocurre, la enfermedad ya se encuentra en sus etapas avanzadas y el daño es grave.*

*La Osteoporosis primaria incluye dos tipos de desórdenes de la mineralización ósea.*

*La Osteoporosis tipo I, se produce como consecuencia del déficit de Estrógenos que se asocia a la menopausia, tiende a asociarse a fracturas vertebrales y del antebrazo.*

*El tipo II, ocasionado fundamentalmente por un déficit de la actividad de la Vitamina D, se suele presentar en los mayores de 70 años de ambos sexos, y se caracteriza por un déficit en la formación ósea que conduce a la pérdida de tejido óseo. Se asocia a fracturas de cadera y vertebrales.*

*La Osteoporosis secundaria es consecuencia de un tratamiento prolongado con determinados medicamentos:*

*Niveles excesivos de Corticoides por el uso continuo de medicamentos para el asma, el uso de Esteroides y Anticonvulsivos, o de alguna patología que acelere la pérdida ósea, estar reducido en una cama, Cáncer de hueso, Síndrome de Cushing, algunas formas de Artritis o enfermedades cutáneas, Hipertiroidismo, Hiperparatiroidismo, ausencia de periodos menstruales, Bajo peso corporal*

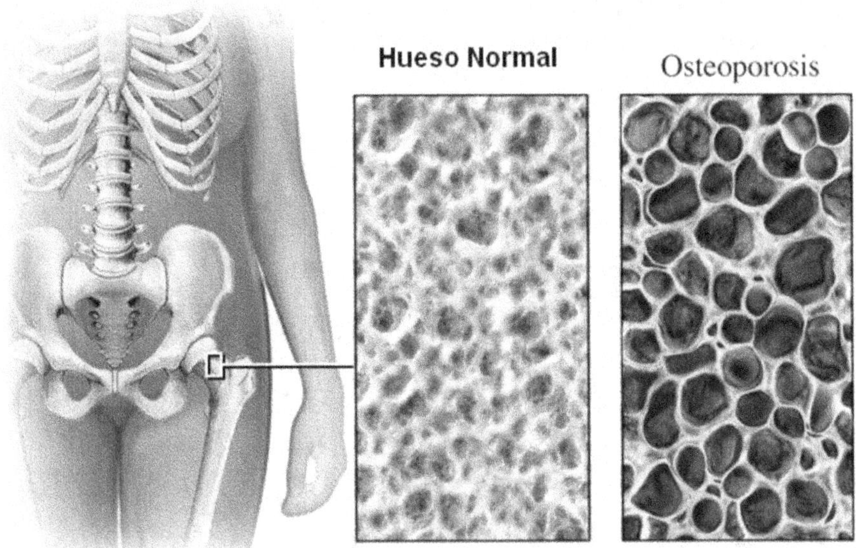


*En el ser humano, la densidad ósea aumenta durante el período de crecimiento y continúa en incremento incluso después de que el crecimiento en altura se detenga, alcanzando el máximo a la edad de 25-30 años, para los huesos de composición fundamentalmente trabecular; y a la edad de 35-40 años, para los huesos de composición predominantemente cortical.*

*Una vez alcanzada la madurez del esqueleto, comienza una pérdida constante de la masa ósea, más acelerada en su inicio en la mujer (coincidiendo con la menopausia por la pérdida del efecto protector de los Estrógenos producidos por ésta); de manera, que a la edad de 80-90 años alcanza el 30% en el hombre y el 45-50% en la mujer.*

*Además de los factores relacionados con la nutrición (aporte adecuado de Calcio y Vitamina D), el tiempo pasado desde la menopausia, el estilo de vida, el número de embarazos y el uso de contraceptivos orales, son factores que afectan la densidad ósea del esqueleto de la mujer.*

*Hay distintas técnicas no invasivas, incluida la densitometría ósea, para la cuantificación de la masa ósea; además, estas técnicas pueden emplearse para establecer el grado de pérdida ósea, identificar aquellas mujeres necesitadas de tratamientos más agresivos y asesorar sobre la respuesta terapéutica.*

*Existen algunas situaciones en las que la determinación de la masa ósea puede estar indicada:*

*- Mujeres con menopausia precoz (especialmente aquellas que han sufrido Ovariectomía)*

*- Hombres y mujeres que han recibido Corticoterapia prolongada.*

*- Hombres y mujeres con Hiperparatiroidismo primario.*

*- Pacientes en los que las radiografías muestren anomalías radiológicas atípicas sospechosas de Osteoporosis.*

# Casos prácticos

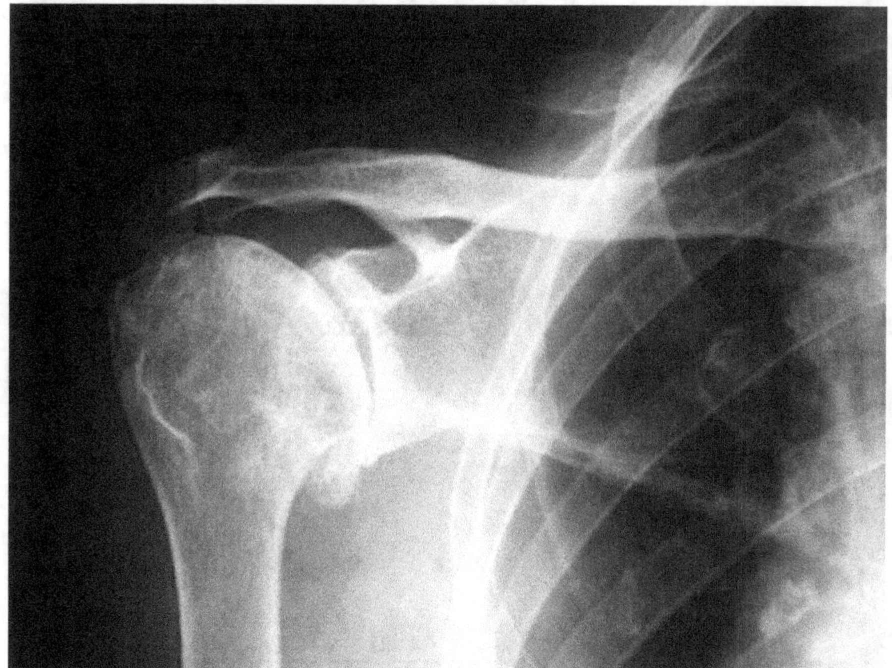

*La prevención constituye la única orientación efectiva para el control de la Osteoporosis; ya que, en el momento actual, no se encuentran disponibles métodos seguros y efectivos para restaurar hueso de buena calidad en el esqueleto dañado.*

*El objetivo es evitar que la pérdida ósea sea acelerada y retrasarla lo más posible e impedir la aparición de  fracturas si no  se han producido todavía.*

*El momento más eficaz para realizar la prevención es en el período en torno a la menopausia, debiendo iniciarse en aquellas mujeres con sintomatología o signos de Osteopenia o que presenten valores  de masa ósea por debajo de la media.*

*Nutrición:*

*El Calcio presente en la dieta parece de extraordinaria importancia en cuanto a los niveles de masa ósea desarrollada, desde el período del crecimiento hasta la tercera década de la vida. Se recomienda una ingesta diaria de 800 mg de Calcio durante la edad de 1 a 10 años, 1.200 mg desde los 11 a los 18 años, y de 800 a 1.000 mg en la edad adulta.*

*Durante el embarazo y la lactancia debería incrementarse a 1.200-1.500 mg/día.*

*De forma especial, tras la menopausia, debe garantizarse un aporte dietético (alimentario o mediante suplementos cuando el primero sea insuficiente) de 1.200 mg/día.*

*La nutrición debe ser adecuada y equilibrada, evitando dietas hiperproteícas (aquellas que contengan más de 1,5 g de Proteína por kg de peso corporal), que debido a su alto contenido en Fosfatos, y por diversos mecanismos, disminuyen la masa ósea.*

*Hemos de evitar las dietas vegetarianas, con alto contenido en fitatos y oxalatos y los excesos de sal.*

*Actividad físico:*

*El ejercicio físico practicado de forma regular a todas las edades, y especialmente durante la adolescencia, es uno de los pocos factores capaces de estimular los Osteoblastos y con ello de aumentar la masa ósea.*

*Los efectos beneficios del ejercicio sobre la masa ósea se pierden rápidamente si la frecuencia e intensidad de los ejercicios se reduce, reiniciando un estilo de vida sedentario. La inmovilización conlleva, de forma directa, una reducción en la densidad ósea.*

*Cualquier tipo de actividad física es buena, siempre que sea moderada y no conlleve la aparición de "baches" recomendándose como base, caminar al menos una hora al día.*

*Como ventaja adicional de la práctica regular de ejercicio, sobre todo en la población de mayor edad, es la consiguiente mejoría que su práctica ejerce sobre la fuerza muscular, la estabilidad y el equilibrio lo que puede reducir la frecuencia de las caídas y el riesgo de fracturas asociadas a éstas.*

*Supresión de hábitos nocivos:*

*Necesidad de abandonar ciertos hábitos tóxicos, como el tabaco y alcohol, que son capaces por si solos de reducir la masa ósea.*

*Las bebidas alcohólicas reducen la capacidad del*

*cuerpo para formar huesos por lo que las personas con alto riesgo de contraer Osteoporosis deben reducir o eliminar éstas.*

*Reducir o eliminar el consumo de cafeína. La cafeína hace que se pierda una mayor cantidad de Calcio a través de la Orina.*

*Reducir el consumo de azúcar ya que también provoca pérdida de Calcio.*

*Reducir el consumo de grasas saturadas. Estas grasas dificultan la absorción normal del Calcio a través del Intestino.*

*Otras enfermedades del Sistema Óseo*

*- El Síndrome Cervical Doloroso Agudo, que se presenta con mucha frecuencia y que provoca numerosas afecciones entre ellas la osteoartritis, caracterizada por procesos inflamatorios asociada a procesos degenerativos con participación mayor del elemento óseo y que afecta a las articulaciones de la Columna Cervical.*

*El dolor se origina en el cuello y se irradia al hombro, al brazo, la mano y la cabeza.*

*- La curvatura de la columna y las hernias discales. Esto dificulta los movimientos normales.*

*La mayoría de las hernias discales se evitan*

*adoptando posturas adecuadas:*

*Al andar, se debe dejar caer el peso del cuerpo en los talones.*

*- Evitar llevar tacones altos. Debemos agacharnos doblando las rodillas.*

*- Debemos sentarnos evitando dejar un hueco en la parte baja de la espalda. Al dormir boca arriba, mantener las rodillas flexionadas.*

*- Doblar las rodillas y las caderas cuando se levante peso y mantener la espalda recta.*

*- Cuando carguemos un objeto, mantenerlo cerca del cuerpo.*

*- Evitar el sobrepeso ya que origina sobrecarga en el disco y desplazamiento del centro de gravedad del individuo hacia delante.*

-Evitar el sedentarismo, la falta de ejercicio provoca un debilitamiento de los músculos encargados de mantener las curvas de la columna vertebral, acortamiento de los músculos y de los ligamentos articulares.

Lumbalgia.

Es un dolor fuerte en el área lumbar por lesiones en las Vértebras Lumbares o en los Discos Intervertebrales, normalmente por sobrecarga o por enfermedad abdominal, que llevan a posturas forzadas y con una movilidad limitada.

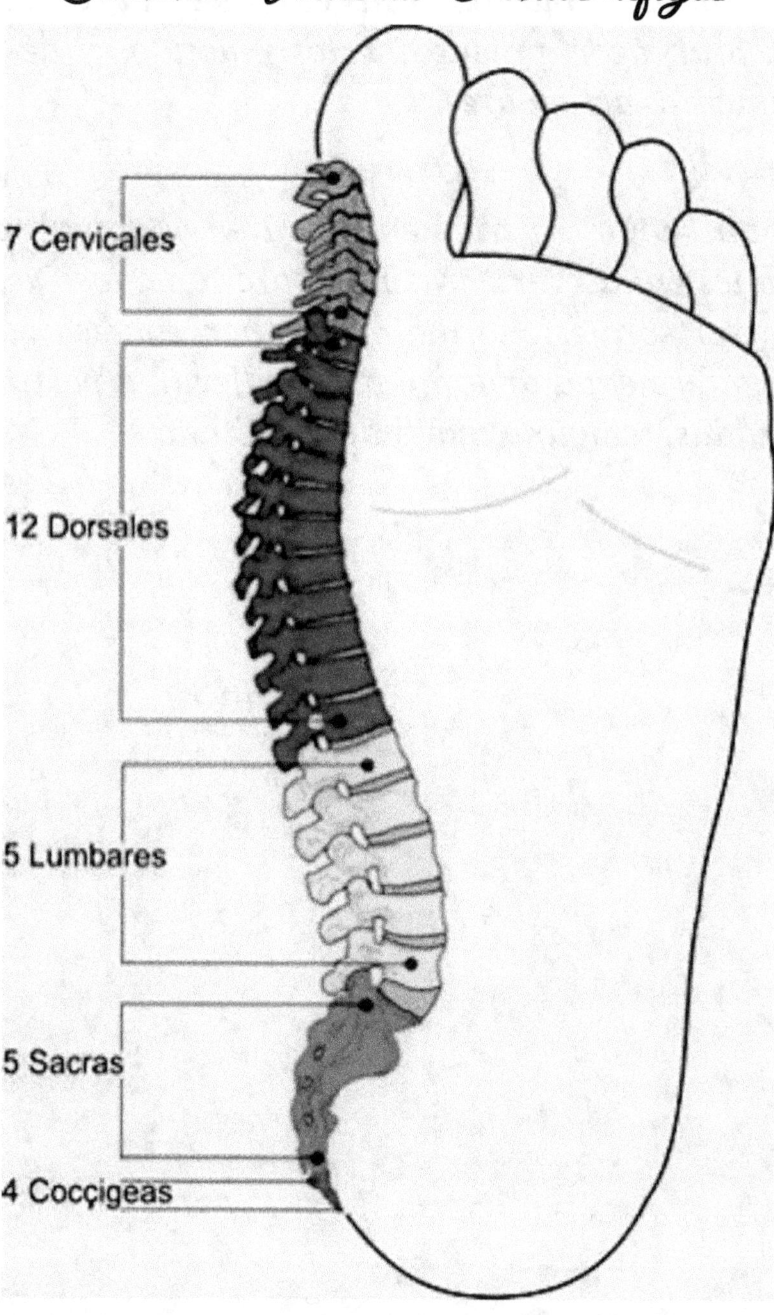

7 Cervicales
12 Dorsales
5 Lumbares
5 Sacras
4 Coccigeas

## PLANTAR

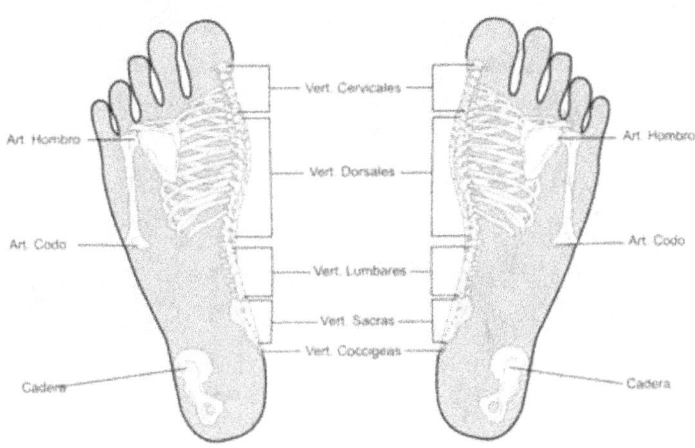


## DORSAL

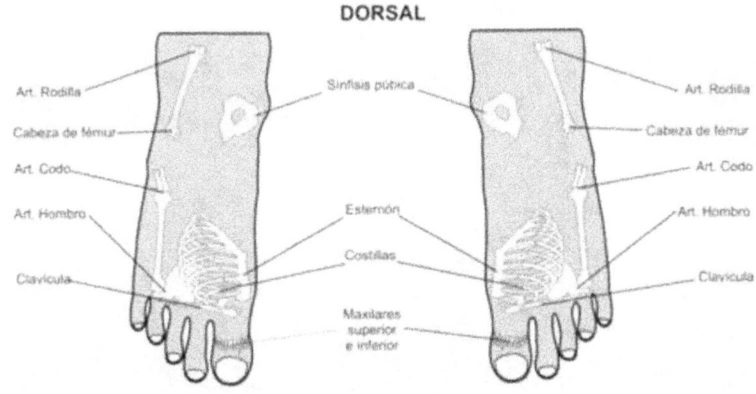


## LATERAL

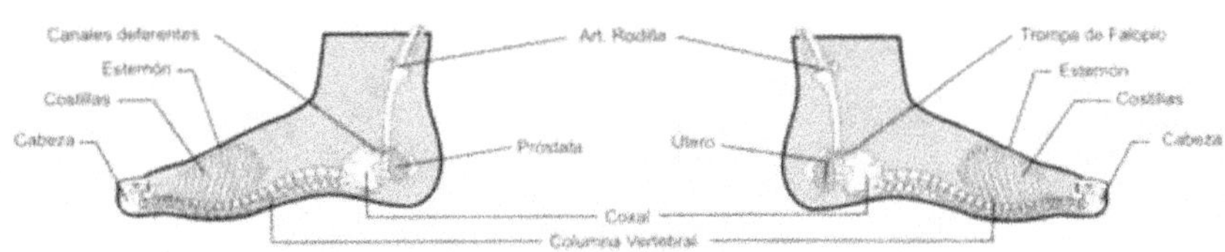


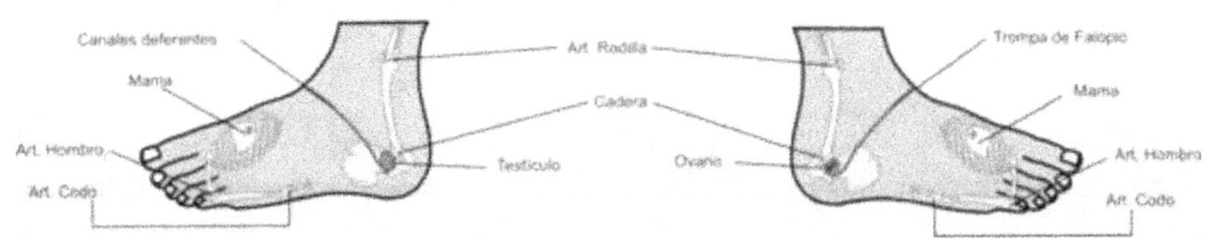

## APLICACIONES.

*Relación de las vertebras con las partes del cuerpo y posibles síntomas de algún trastorno:*

*Cervical 1 (C.1.) Suministro de Sangre a la cabeza, Glándula Pituitaria, cuero cabelludo, huesos de la cara, cerebro, oído interno y  medio y Sistema Nervioso Simpático.*

# *Posibles síntomas:*

*Dolores de cabeza nerviosismo, insomnio, resfriado, migraña, presión arterial alta, crisis nerviosas, cansancio crónico, amnesia, y mareo.*

*Cervical 2 (C.2.) Ojos, Nervios Óptico y Auditivo, Senos Paranasales, huesos Mastoides, la lengua y la frente.*

*Posibles síntomas:*

*Problemas en los senos, alergias, dolor alrededor de los ojos, dolor de oídos, desmayos, ciertos casos de ceguera, sordera y*
*estrabismo.*

*Cervical 3 (C.3.) Mejillas, huesos de la parte externa del oído, los dientes y Nervio Trigémino.*

*Posibles síntomas: Neuritis, las espinillas y eczema.*

*Cervical 4 (C.4.) Trompa de Eustaquio, nariz, labios y boca.*

*Posibles síntomas:*

*La fiebre del heno, secreción nasal y pérdida de la audición.*

*Cervical 5 (C.5) Cuerdas vocales, glándulas del cuello y faringe.*

*Posibles síntomas:*

*Laringitis, ronquera, trastornos de la garganta como dolor o amigdalitis.*

*Cervical 6 (C.6.) Músculos del cuello, hombros y Amígdalas.*

*Posibles síntomas:*

*Tortícolis, dolor en la parte superior de los brazos, tos crónica, amigdalitis y laringitis.*

*Cervical 7 (C.7.) Glándula Tiroidea, bolsas en los hombros,*
*los codos.*

*Posibles síntomas:*

*La bursitis, los resfriados, trastorno de tiroides.*

*Dorsal 1 (D.1.) Partes del brazo, del codo hacia abajo, incluyendo las manos, muñecas y los dedos, el Esófago y la Tráquea.*

*Posibles síntomas:*

*Asma, dolor en brazos y manos, tos.*


*Dorsal 2 (D.2.)*

*Posibles síntomas:*

*Asma, dificultad para respirar, falta de aliento.*

*Dorsal 3 (D.3.)*

*Plexo Solar, Estómago y Pulmones.*

*Al trabajar esta vértebra se consigue incidir sobre éstos y además permite dilatar el Cardias y contraer el Píloro, aliviando cualquier alteración relacionada con el tórax.*

*Dorsal 4 (D.4.)*

*Está relacionada con el Sistema Nervioso Central y el Bazo. Al estimularse se consigue fortalecer el Miocardio o músculo del Corazón.*

*Dorsal 5 (D.5.)*

*Plexo Solar, el Hígado, el Páncreas y el Estómago.*

*Trabajando esta zona se actúa favorablemente sobre ellos.*

*Dorsales 6, 7 y 8 (D.6.7.8.)*

*Riñones, Pulmones, los Nervios Esplénicos y los órganos inervados por ellos.*

*Al incidir sobre ellos se consigue dilatar los Pulmones y estimular los demás.*

*Dorsal 9 (D.9.) Su estimulación permite mitigar la Litiasis Renal y Biliar, además de ayudar a combatir posibles alteraciones del Sistemas Respiratorio.*

*Dorsales 10 y 11 (D.10 y 11.) Al trabajarse esta zona se ejerce una acción Vasodilatadora, se activa la Digestión Intestinal y se aumenta el número de Hematíes en la Sangre. Sin embargo, no es conveniente incidir sobre la misma cuando el Corazón está dilatado o existe Aneurisma Arterial.*

*Dorsal 12 (D.12.)*

*Está relacionada con la Próstata, Pelvis y Vejiga Urinaria.*

*Lumbares 1, 2 y 3 (L. 1, 2 y 3)*

*Son el punto reflejo de la Cavidad Abdominal y Vejiga Urinaria.*

*Lumbares 4 y 5 (L. 4 y 5.)*

*Están relacionadas con las Extremidades Inferiores, el Intestino y el Recto.*

*Vértebras sacras. Su estimulación favorece el buen estado del Recto y Vejiga Urinaria.*

# Tema 7  Sistema Óseo articular

El Sistema Muscular contiene alrededor de 650 músculos diferentes, permite el movimiento de los huesos y las articulaciones, mantiene la forma del cuerpo y la posición erguida.  Son las masas de tejido elástico y resistente que tiran de los huesos cuando nos movemos.

Los músculos componen casi la mitad del peso corporal.

Todos están provistos de arterias (que les llevan la Sangre oxigenada} y Venas (que se llevan los productos de desecho como el Dióxido de Carbono).

PAPEL DE LA CORTEZA MOTORA:

Los músculos son capaces de extenderse y contraerse, recuperando su tamaño y forma originales, pero quien impulsa todo ello es  la Corteza Motora que envía una señal eléctrica a través de la Médula Espinal y los Nervios Periféricos a los Músculos, haciendo que éstos se contraigan.

La Corteza Motora de la parte derecha del Cerebro controla los Músculos de la parte izquierda del cuerpo y viceversa.

El cerebelo coordina los movimientos musculares

ordenados por la Corteza Motora. Los sensores de Músculos y Articulaciones envían mensajes a través de los Nervios Periféricos y le indican al Cerebelo y a otras partes del Cerebro dónde y cómo se está moviendo el brazo o la pierna... y en qué posición se encuentra. Esta retroalimentación permite un movimiento fluido y coordinado.

Cuando corremos, se implica una mayor cantidad de mensajes cerebrales porque muchos Músculos deben trabajar al unísono.

*LOS MÚSCULOS FLEXORES Y EXTENSORES:*

En los extremos de los músculos están los Tendones que los unen a los Huesos y así pueden tirar de ellos, pero no pueden empujarlos nuevamente hacia la posición original. Por ello, trabajan en pares: los Flexores y los Extensores.

El Flexor se contrae para doblar una extremidad en una Articulación.

Luego, una vez completado el movimiento, el Flexor se relaja y el Extensor se contrae para extender o estirar la extremidad en la misma Articulación.

Por ejemplo, el Bíceps, ubicado en la parte anterior

*del brazo, es un Flexor, y el Tríceps, ubicado en la parte posterior del brazo, un Extensor.*

*Cuando flexionamos el brazo a la altura del codo, el Bíceps se contrae.*

*Luego el Bíceps se relaja y el Tríceps se contrae para estirar el brazo.*

*MÚSCULOS VOLUNTARIOS E INVOLUNTARIOS:*

*Los Músculos, según el tejido muscular que los caracteriza, se clasifican en: Estriados o Voluntarios e Involuntarios o Lisos.*

*Los Voluntarios, reciben órdenes del Sistema Nervioso y son los responsables del movimiento. Se utilizan con conocimiento y pensamiento consciente al correr, caminar, etc. Nunca están completamente relajados; a esto se le llama «tono muscular».*

*Los Involuntarios o Lisos se utilizan sin que seamos conscientes de ello. Controlan los movimientos involuntarios de los órganos internos y contribuyen a que éstos funcionen.*

# Casos prácticos

*ARTROSIS: Dolor y pérdida de movilidad por el desgaste de las superficies articulares.*

*Zonas a tratar:*

- *Zona de la articulación:*

*Cadera, Cervicales, Columna dorsal...*

*Más Sistema Urinario:*

- *Riñones.*

- *Uréteres.*

- *Vejiga.*

*LUMBAGO: Dolor en la musculatura lumbar y en la parte baja de la espalda que puede ser provocado por el desplazamiento de un disco intervertebral.*

*Zonas a tratar:*

- *Columna lumbar y sacra.*

- *Nervio Ciático.*

# Tema 8 Sistema Nervioso

Está formado por una compleja red de Células Nerviosas que controla y regula los órganos y las actividades del cuerpo humano.

Todas las sensaciones acerca del mundo exterior llegan a nosotros a través de las Células del Sistema Nervioso y transmiten mensajes a las distintas partes del organismo para regular sus actividades.

Las Células Nerviosas, Neuronas, transmiten el impulso nervioso a gran velocidad, con la participación de la Mielina (sustancia que envuelve algunas Células).

Las Neuronas no se regeneran, se van deteriorando por envejecimiento natural, lesiones cerebrales, intoxicaciones por alcohol o drogas, etc., emociones exageradas, fatiga mental, cansancio físico, vigilias exageradas, etc.

Este Sistema se divide en dos:

El Sistema Nervioso Central (SNC) y el Sistema Nervioso Periférico (SNP) ambos contienen Nervios que se utilizan para comunicar mensajes del

Cerebro a todas las partes del cuerpo, y del cuerpo al Cerebro.

- En el SISTEMA NERVIOSO CENTRAL residen las funciones del conocimiento, la memoria y las emociones.

Está formado por el Encéfalo y la Médula Espinal.

Encéfalo, conjunto de órganos protegidos por el Cráneo. Se considera la base de operaciones desde la que se controla todo el cuerpo.

Está formado por:

- Cerebro: ocupa casi todo el Cráneo. El Cerebro está dividido en dos hemisferios, el izquierdo y el derecho, y en cuatro lóbulos.

Es el responsable de los procesos superiores propiamente humanos como la inteligencia, la memoria o las emociones, además de ser el agente de las órdenes de los movimientos voluntarios.

- Cerebelo: se encuentra en la parte posterior del Cráneo y se asemeja a un Cerebro, en tamaño reducido.

El Cerebelo coordina el equilibrio y las contracciones musculares del aparato locomotor que permiten el movimiento.

- Tronco encefálico: es una estructura que conecta la Corteza Cerebral con la Médula Espinal. El Tronco Encefálico es un importante agente transmisor de los impulsos nerviosos y regula la frecuencia cardiaca y la respiración.

- Médula espinal: se extiende a lo largo de la Columna Vertebral desde la base del Cráneo hasta el Cóccix.

La Médula Espinal es muy importante, ya que se encarga de la comunicación entre el Cerebro y el resto del cuerpo.

A través de la Médula se transmiten los estímulos y la información nerviosa provenientes del Cerebro, y a su vez las reacciones y sensaciones de esos órganos llegan al Cerebro por la Médula espinal.

El SISTEMA NERVIOSO PERIFÉRICO lo forman Ganglios y Centros Nerviosos que parten del Sistema Nervioso Central y se ramifican por todas las partes del organismo.

La mayor parte lo hacen desde la Médula Espinal, pero existen los Pares Craneales que son 12 parejas de nervios sensitivos y motores: Unos puramente sensoriales (vista, oído, olfato, gusto, sensibilidad facial) y otros sensoriales y motores que van desde y hacia el intestino.

Este SNP, consta de dos partes: El Sistema Nervioso Somático y el Sistema Nervioso Autónomo

El Sistema Nervioso Somático es el que interacciona con el exterior con Nervios que llevan las *señales sensoriales desde la Piel, los Músculos, las Articulaciones, los Sentidos hacia el SNC y otros que recorren el camino en sentido contrario.*

*El Sistema Nervioso Autónomo o Vegetativo participa en la regulación del ambiente interno del organismo.*

*Regula todas las actividades involuntarias, mediante dos Sistemas opuestos: el Simpático y el Parasimpático.*

*- Sistema Nervioso Simpático con dos cadenas de Ganglios Nerviosos que recorren simétricamente la Columna Vertebral. Es el encargado de aumentar el Metabolismo, la Frecuencia Cardíaca y el Riego sanguíneo en el Cerebro; dilatar las Pupilas, producir la secreción de las Glándulas Sudoríparas, contraer las Arterias y estimular las Glándulas Suprarrenales. En resumen: estimular, organizar y movilizar los recursos energéticos en situaciones de peligro.*

*- Sistema Nervioso Parasimpático que cumple funciones opuestas a las del Sistema Simpático (conservadoras de energía).*

*Se encarga, por ejemplo, de contraer las Pupilas, disminuir la Capacidad Cardíaca, la Presión Arterial y la actividad de las Glándulas*

*Sudoríparas. También aumenta las Secreciones Intestinales, participando en la Digestión.*

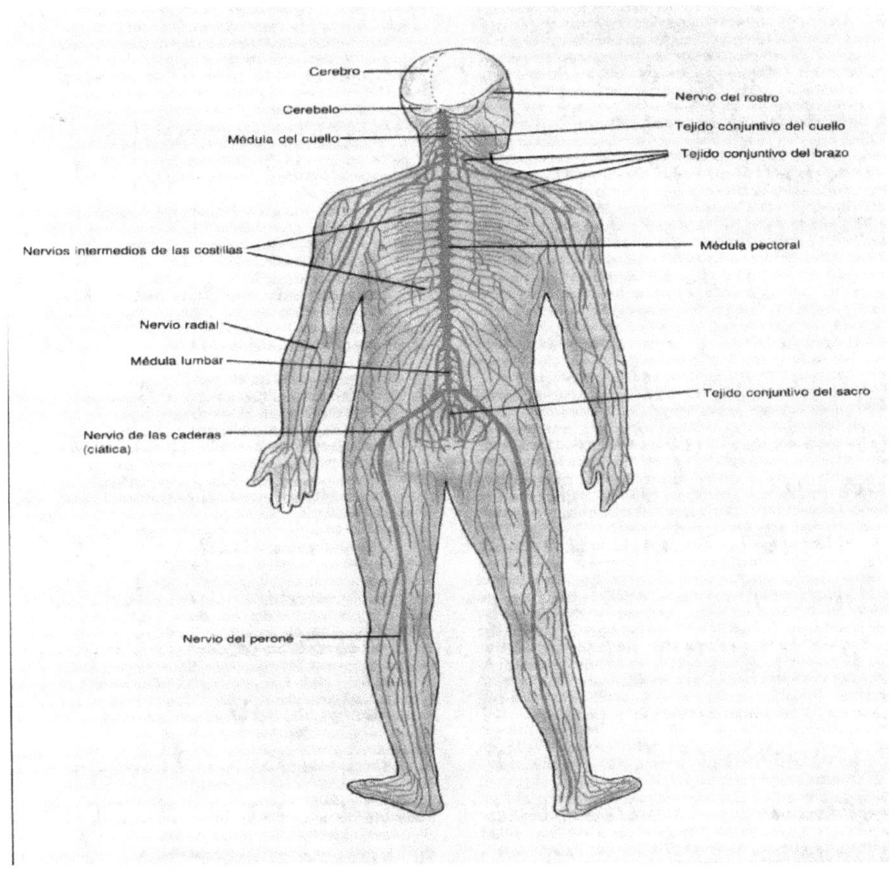


## ALTERACIONES:

*Están muy extendidos la Distonía Vegetativa y el Nerviosismo, con trastornos del sueño, debido al estrés que al principio sólo son molestias pero que pueden llegar a ser enfermedades orgánicas.*

*La Distonía Vegetativa: Dolores de cabeza, zumbido de los oídos, mareos, vista borrosa, sordera, picores en los miembros, calor en la cara, sudor exagerado, molestias estomacales, debilidad y cansancio generalizados...puede ser producida por no encontrar el equilibrio las funciones del S.N. Simpático y S.N. Parasimpático, los procesos de síntesis y eliminación, estimulación y relajación... y puede terminar en una enfermedad, si se prolongue en el tiempo.*

*Estos síntomas se explican unas veces (en la pubertad y la menopausia) por la conexión que existe entre el Sistema Nervioso y el Hormonal y otras por la forma de vida (estrés) o conflictos psíquicos no solucionados, preocupaciones... También puede aparecer por Anemia, falta de Calcio o de Magnesio y por estar iniciándose enfermedades físicas o psíquicas serias.*

*Si éstas no se pudieran demostrar ayudarían a encontrar el equilibrio, ejercicios de relajación regulares y una alimentación con suficientes Vitaminas del grupo B, Magnesio y otras sales minerales.*

*El trastorno del sueño que puede tener numerosas causas, pronto lleva al Nerviosismo, al aumento de la irritabilidad, trastornos de atención y concentración, falta de rendimiento y enfermedades fisiológicas que afectan sobre todo a los órganos digestivos.*

*La Neuralgia es una dolencia corriente de*

*este Sistema. Provoca dolor local debido a la inflamación o exposición de los Nervios (por ejemplo una muela que ha perdido el empaste).*

*La Ciática, dolencia que a menudo provoca dolor crónico en la parte baja de la espalda, en los muslos y en las pantorrillas hasta los dedos de los pies.*

*Está causada por la inflamación del Nervio Ciático, que va de la parte inferior de la espalda a las piernas, irritación de las raíces nerviosas, lesiones, falta de Vitaminas o trastornos metabólicos.*

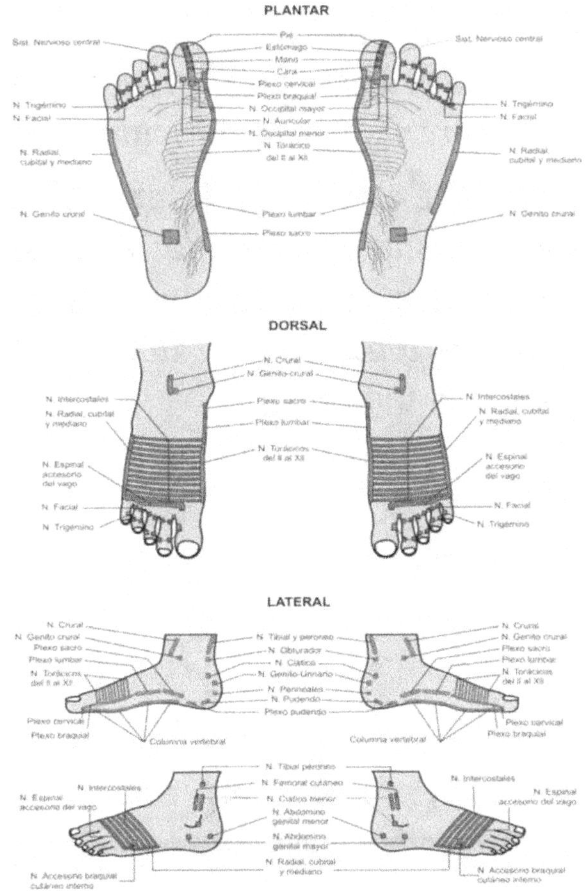

*Localización anatómica:*

*Cerebro: En la región plantar, en la yema del dedo gordo, en la parte alta, inmediatamente debajo de la zona de la Bóveda Craneal. La zona del Hemisferio derecho se refleja en la yema del dedo pulgar izquierdo y la zona del Hemisferio izquierdo en la del pulgar derecho.*

*Cerebelo: En la cara interna del dedo gordo, en la región plantar, bajo la zona del Cerebro, encima de la zona de las primeras Vértebras Cervicales.*

*Plexo solar: Bajo la articulación metatarso-falangea. Se localiza estirando el tercer dedo hasta sentir la protuberancia de la Articulación.*

*Médula Espinal: En el borde interno de la región plantar, sobre la superficie de los huesos: la Zona Cervical a la altura de las primeras falanges, y la zona del Cóccix a la altura del talón y el resto para las Zonas Dorsal y Lumbar.*

## MASAJE REFLEXOLÓGICO DEL SISTEMA NERVIOSO Y APLICACIONES.

*El masaje del Sistema Nervioso es una maniobra clave y básica de toda sesión reflexológica porque relaja el cuerpo y lo prepara para recibir las estimulaciones.*

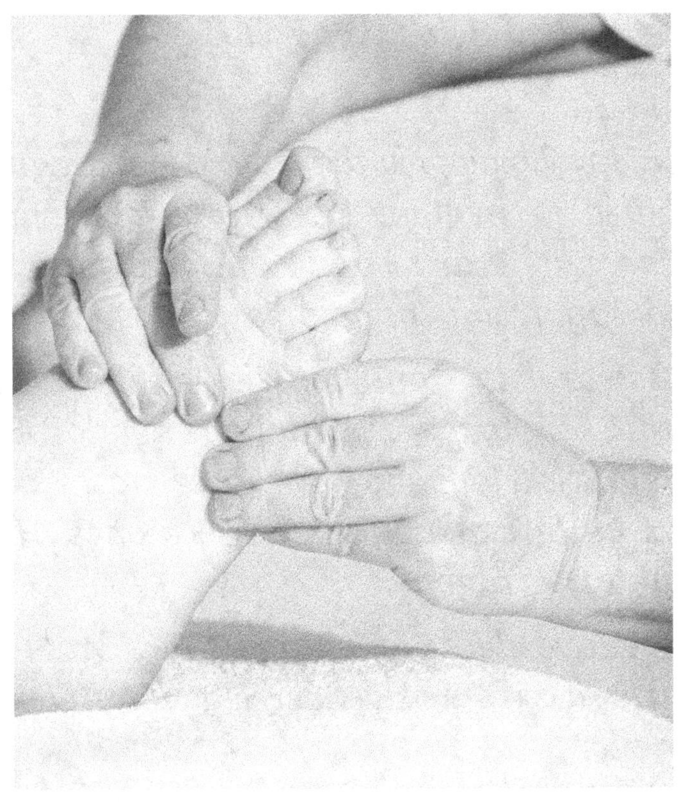

*Masajear primero Cerebro, luego Cerebelo y pasar a la Columna Vertebral.*

*La zona del Plexo Solar requiere una atención especial pues se considera un punto clave en el equilibrio del organismo. Es un punto muy sensible y puede resultar doloroso en personas con problemas de tipo digestivo o nervioso.*

*Ejercer una presión gradual y calibrada según las exigencias.*

*Aplicaciones del masaje: Insomnio, Cefalea, Dolores vertebrales, Ansiedad, Depresión, Neuralgias, Ciatalgias, Epilepsia.*

*- Ciática.*

*El masaje reflexológico dependerá del diagnóstico del médico y siempre servirá para aliviar las molestias y acelerar la curación, pero sólo cuando hayan desaparecido los dolores agudos.*

*Se masajeará la zona refleja de la Columna Vertebral Lumbar para los dolores agudos. Para el tratamiento prolongado habrá que tratar además las Vías Linfáticas de la Pelvis, Riñones, Hígado, Intestino y Diafragma.*

*Debe ser suave, desde la Columna Vertebral lumbar hacia afuera a izquierda y derecha describiendo un semicírculo.*

*Para activar el Metabolismo.*

*El metabolismo depende del Sistema Nervioso Vegetativo.*

*El masaje se efectúa en la zona refleja del Plexo Solar, centro importante de este Sistema y en las zonas indicadas en el mapa podal a continuación, con los numeros correspondientes.*

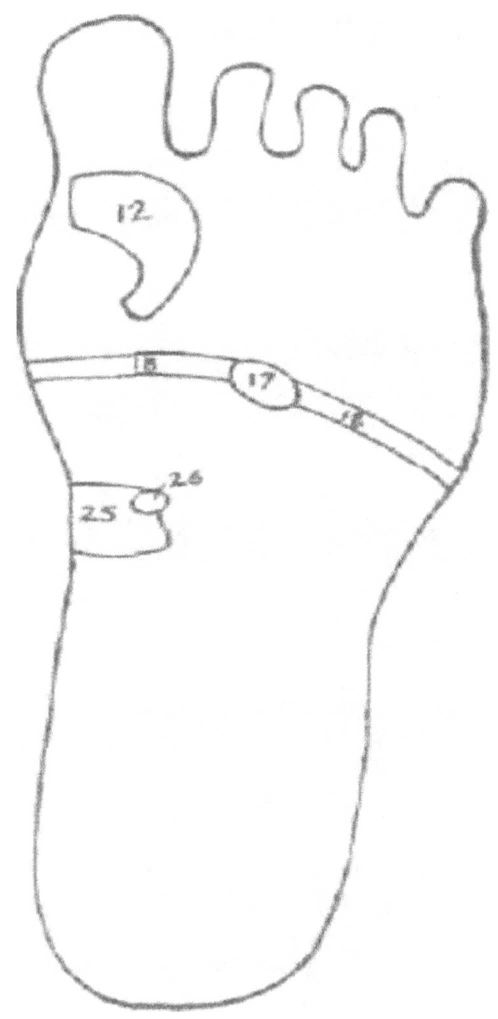

*12- Tiroides; 17- Plexo Solar; 18- Diafragma; 25- Páncreas; 26- G. Suprarrenales;*

*Repetir en el otro pie, excepto Páncreas.*

*Además masajear todas las zonas reflejas de la Columna, a la que corresponden los números del 52 Columna cervical, 53 Columna dorsal o toráxica, 54 Columna lumbar, 55 Cresta sacroiliaca y 56 Cóxis.*

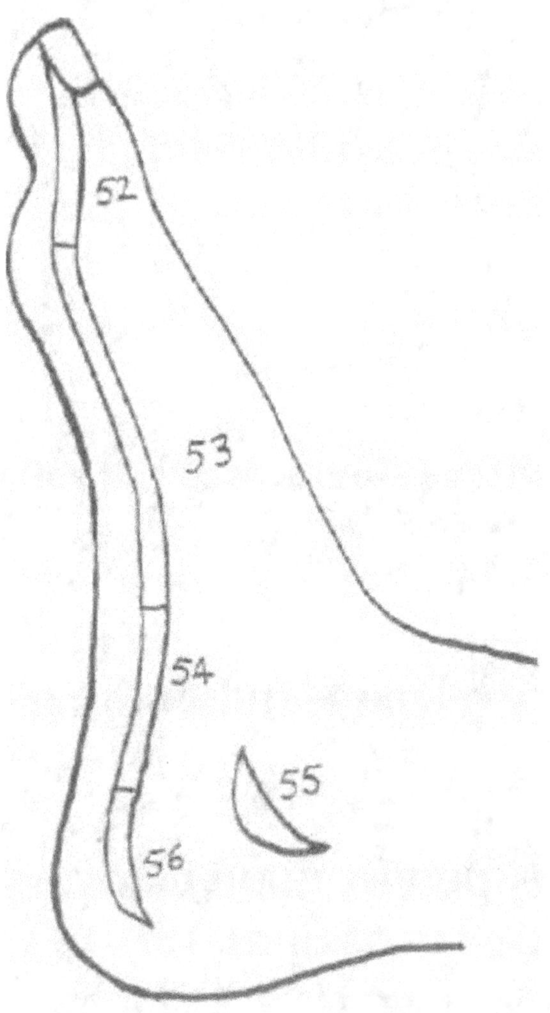

*CIÁTICA: Neuralgia del Nervio Ciático.*

*Zonas a tratar:*

- Columna lumbar.

- Coxis.

- Nervio Ciático.

- Músculos pelvianos.

*DEPRESIÓN: Sensación de tristeza, melancolía y apatía.*

*Zonas a tratar:*

- Hipófisis.

- Glándulas Paratiroides.

- Glándula Tiroides.

- Plexo solar.

- Glándulas Suprarrenales.

- Ovarios/Testículos.

*ESTRÉS: Estado de tensión y ansiedad.*

*Zonas a tratar:*

- Pulmones.

- Corazón.

- Plexo solar.

- Glándulas Suprarrenales.

- Tórax.

*FATIGA: Disminución del tono y el dinamismo de origen físico o psicológico.*

*Zonas a tratar:*

- *Hipófisis.*

- *Glándulas paratiroides.*

- *Plexo solar.*

- *Riñones.*

- *Uréteres.*

- *Vejiga.*

- *Cuello.*

*INSOMNIO: Dificultad para conciliar el sueño.*

*Zonas a tratar:*

- *Pulmones.*

- *Plexo solar.*

- *Tórax.*

- *Columna vertebral.*

*MIGRAÑA: Dolor intenso en un lado de la cabeza, a veces acompañado de náuseas y trastornos visuales.*

*Zonas a tratar:*

- *Cabeza.*

- *Ojos.*

- *Cuello.*

- Columna Cervical.

- Glándulas Paratiroides.

- Hígado.

Vesícula biliar.

# Tema 9. El Sistema Sensorial

ÓRGANOS DE LOS SENTIDOS Y FUNCIONES.

El Sistema Sensorial es el encargado de captar la información del exterior a través de sus órganos: Vista, Oído, Olfato, Gusto y Tacto. Pero es en el Cerebro donde se producen todas las sensaciones e imágenes de manera casi inconsciente.

La Vista.

En los ojos se encuentra: El Cristalino o Lente, La Esclerótica, El Iris, Las Glándulas Lacrimales, La

*Pupila y La Retina.*

*Además hay una mucosa trasparente en el interior de los párpados, la Conjuntiva y otra también transparente y dura, La Córnea, que consta de 5 capas.*

*El sentido de la Vista es el que capta las sensaciones luminosas.*

*La luz entra en el ojo a través de la Pupila, que está regulada por el orificio del Iris que la ajusta según la intensidad de la iluminación. Cuando las Pupilas se contraen la imagen que llega a la Retina es más nítida. Cuando hay poca iluminación las Pupilas se dilatan para dejar pasar más luz, pero se sacrifica la agudeza.*

*Existe un punto en la Retina, el Punto Ciego, que es por donde pasa el haz de Axones de las células nerviosas y forman el Nervio Óptico.*

*Toda la información: bordes o contorno, tamaño, color y situación es llevada a la Corteza Cerebral (corteza visual primaria) que crea una percepción del objeto completo basándose en esta información.*

*Lo que vemos no sólo es lo que proyecta la Retina en cada momento, el ojo hace un barrido continuo (unas tres fijaciones por segundo) con movimientos oculares rápidos. El Sistema Visual integra, suma,* estas imágenes y produce una percepción amplia de gran agudeza y color.

La Corteza Visual primaria está localizada detrás de los Lóbulos Occipitales. También intervienen en la visión grades zonas de la Corteza Temporal y Parietal. Es en la Corteza donde se clasifica toda la información que llega a través del Nervio Óptico.

Como hay dos ojos, se reciben dos imágenes que no pueden corresponderse exactamente, pero que ayudan a construir la percepción tridimensional. La diferencia entre estas imágenes es mayor en los objetos más cercanos.

En la Retina hay una hendidura, la Fóvea, que está especializada en la agudeza visual.

Los ojos están protegidos en su parte posterior por los huesos del Cráneo y la Cara y por la de delante, por las Cejas, las Pestañas, los Párpados y las Glándulas Lacrimales que los protegen del polvo y cuerpos extraños.

El Oído.

Está especializado en captar los sonidos, su intensidad, su frecuencia, su amplitud de onda y la dirección de donde proceden.

El Oído humano está capacitado para recibir sólo Ondas Sonoras cuya vibración esté entre las 20 veces por segundo y las 20.000.

La intensidad dependerá de la distancia a la que nos encontremos del origen del sonido. Se mide con Decibelios. Oímos los sonidos superiores a 10 Decibelios, pero los superiores a 120 pueden ocasionar sordera total.

Las Ondas Sonoras viajan por el Canal Auditivo y provocan la vibración de la Membrana del Tímpano que a su vez hace vibrar una Cadena de huesecillos que provocan la vibración de la Ventana Oval y ésta hace vibrar el fluido de la Cóclea, que es un tubo largo, enrollado con una membrana interna (el Órgano de Corti).

La fuerza que recibe este Órgano de Corti pasa a los receptores auditivos (las Células Ciliadas) que activan los axones del Nervio Auditivo que por diferentes proyecciones llegan hasta el Tálamo y de aquí a la Corteza Auditiva Primaria que se encuentra en al fisura lateral del Cerebro bastante oculta.

Además dentro del Oído están los Canales Semicirculares que comunican la información de la dirección e intensidad de los movimientos de la cabeza lo que es fundamental para mantener el equilibrio.

*Los Sentidos Químicos:*

*El Olfato y el Gusto.*

*Su función es registrar el contenido químico del ambiente. Ambos actúan conjuntamente al comer, (el sabor es una excitación de los receptores por las moléculas de la comida).*

*También tienen una función social en muchas especies animales, por ejemplo las que liberan Feromonas ya que éste influye en el comportamiento agresivo y sexual.*

*El olor es la respuesta del Sistema Olfativo a las sustancias químicas del aire atraídas a los Receptores por la inhalación.*

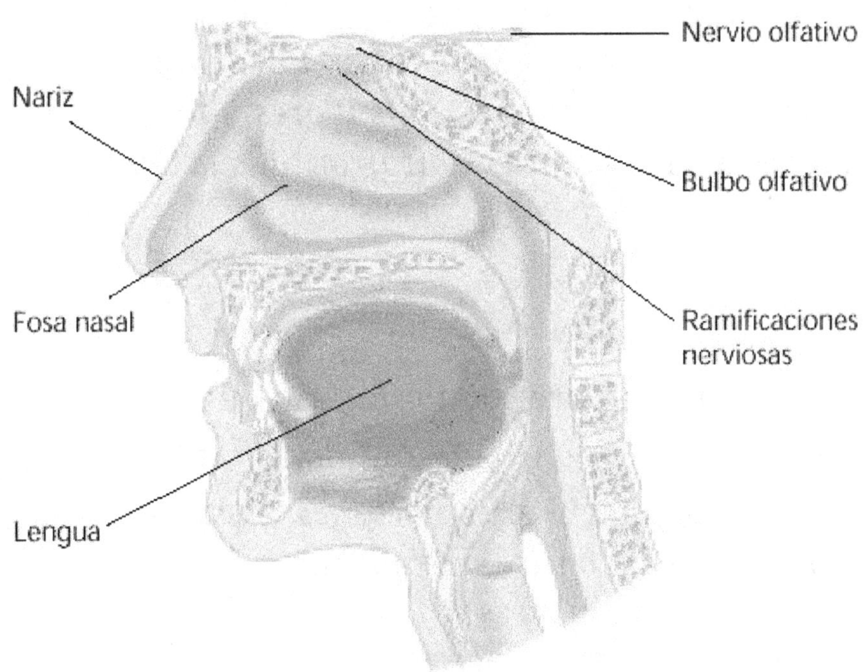

Los Receptores se encuentran en la parte superior de la nariz inmersos en una capa de moco, la Mucosa Olfativa.

Esta Mucosa tiene dos partes, la inferior tapizada de Vasos Sanguíneos, que se encarga de calentar el aire que respiramos y la superior que contiene las Células Olfativas.

Se ha descubierto que hay muchos Receptores Olfativos, cada uno especializado en una sustancia química y con sus propios Axones atraviesan el cráneo y entran en El Bulbo Olfatorio, sin atravesar el Tálamo.

Las Vías Olfativas se dirigen a diversas estructuras de los Lóbulos Temporales.

La que se proyecta al Sistema Límbico interviene en la respuesta emocional a los olores y la que va al Tálamo y a la Corteza Orbitofrontal a la percepción consciente de éstos.

El Sentido del Gusto percibe los sabores.

Los Receptores están en la Lengua y Cavidad bucal. Se encuentran en grupos, tones Gustativos, hay unos 50 alrededor de las Papilas.

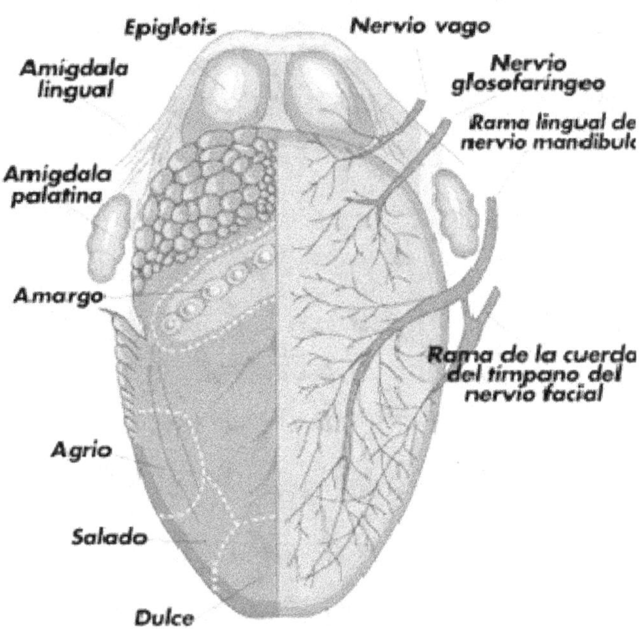


*Los sabores amargos son captados por las Papilas que están al fondo de la lengua, los dulces en la punta y los ácidos y salados en los lados*

*Las vías por las que las señales gustativas van a la Corteza son: Nervio Facial, Nervio Mandibular y Nervio Glosofaríngeo, que confluyen en el Núcleo Solitario del Bulbo Raquídeo.*

*Las Sensaciones Corporales.*

*Los estímulos externos, referidos a la Piel, pueden ser mecánicos, térmicos o dolorosos.*

*El Tacto capta la textura, la presión y dureza y forma de los objetos, (los estímulos mecánicos), lo hace principalmente a través de las manos, (la punta de los dedos es donde está más desarrollado).*

*También lo hacen las plantas de los pies, los labios y la lengua.*

*Los Receptores cutáneos más profundos son los Corpúsculos de Pacini que tienen forma de cebolla para adaptarse rápidamente a los desplazamientos repentinos de la Piel y hay otros que se adaptan de manera lenta a los estiramientos graduales.*

*La Piel consta de tres capas:*

*Epidermis: es la capa más superficial.*

*Dermis: es la capa intermedia, compuesta por colágeno y fibras elásticas. La dermis se encarga de mantener la temperatura corporal. Cuando hace frío los Vasos Sanguíneos se contraen, evitando la pérdida del calor corporal, mientras que cuando las temperaturas son muy elevadas, los Vasos Sanguíneos se dilatan, favoreciendo así la salida del calor.*

*Hipodermis: formada por tejido adiposo, es la capa más profunda.*

*Los estímulos dolorosos y térmicos son captados por Receptores especializados que se encuentran  en la Dermis.*

*Las Fibras Nerviosas que llevan esta información se reúnen en Nervios que entran en la Médula Espinal y establecen conexiones en el Bulbo Raquídeo.*

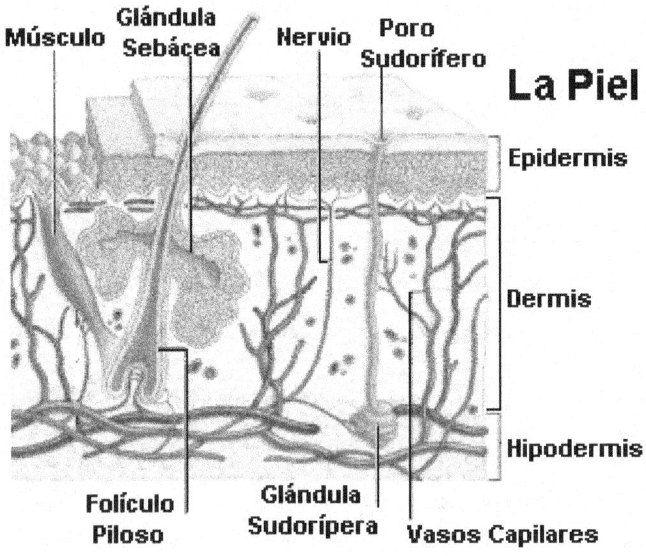

## ALTERACIONES EN ESTE SISTEMA.

Cualquiera de los trastornos en este Sistema debe basarse en un diagnóstico médico, pues un masaje reflexológico inadecuado puede enmascarar una enfermedad y ocasionar más daño.

Vista:

Las Cataratas son un enturbiamiento del Cristalino producido por la vejez o por Diabetes u otras enfermedades del metabolismo o lesiones oculares.

La enfermedad se desarrolla lentamente y va limitando cada vez más la visión hasta que sólo se puede distinguir la claridad y la oscuridad. En este caso se necesita la operación.

El Glaucoma, es el aumento agudo o latente de la presión ocular interior. Los síntomas son dolores de cabeza, de la frente y oculares y disminución de la capacidad visual, arco iris al lado de fuentes de luz, vómitos y náuseas.

Si no se trata puede llegar a ocasionar la ceguera.

Escotoma, es una zona de ceguera debido a una lesión en la Corteza Cerebral Visual.

Oído:

Dolores debidos a inflamaciones del Conducto Auditivo y del Oído Medio producidos por una infección o como complicación de otras *enfermedades infecciosas (por ejemplo la Gripe).*

*Puede hasta llegar a la pérdida de la audición o alcanzar al Oído Interno con la posibilidad de alcanzar el Cerebro.*

*Los síntomas son aparición aguda de dolor punzante que fluctúa en intensidad, fiebre, náuseas y vómitos.*

*Se produce pus, que suele salir al exterior, si no sale y no se trata a tiempo, suelen producirse complicaciones (sordera, trastornos del equilibrio, temblores oculares y vómitos).*

*Las infecciones pueden ser causadas por agentes patógenos que se introducen por la Nariz-Faringe a través de las Trompas Auditivas.*

*Olfato:*

*Anosmia es la ausencia de olfato debido casi siempre a haber recibido un golpe en la cabeza que ha provocado un desplazamiento del Cerebro y desgarre de los Nervios Olfativos.*

*Gusto:*

*Ageusia es la ausencia de gusto y es poco frecuente.*

*Tacto:*

*Asomatognosia. Incapacidad de reconocer partes del propio cuerpo, suele ser unilateral y asociada a lesiones extensas en el Lóbulo Parietal Posterior.*

*Suele ir acompañada de incapacidad de reconocer los propios síntomas.*

*Localización anatómica de las zonas:*

*Ojos: En la región plantar, en el rodete carnoso existente en la base del 2º y 3º dedos, formando una u, en ambos pies.*

*Oídos: en la región plantar, en el interior del rodete carnoso existente en la base del 4º y 5º dedos, en ambos pies.*

*Vestíbulo: en la base del espacio interdigital entre el 4º y 5º dedos, en la región dorsal de ambos pies.*

*En los Ojos, aunque la enfermedad afecte a uno solo, es aconsejable tratar los dos puntos reflejos con presiones y rotaciones.*

*En las Cataratas puede mejorar el trastorno y se efectúa sobre las zonas de la Cabeza y Ojos y como complemento se tratan las zonas causales: los Riñones y las Vías Linfáticas Superiores.*

*En el Glaucoma se efectúa en las zonas de los Ojos, la Cabeza y los Senos Laterales y además las zonas causales: la Columna Vertebral del cuello, la Articulación de los hombros, Vías Linfáticas Superiores, Riñones y Diafragma.*

*En los dolores de Oídos se tratan las zonas causales:*

*Vías Linfáticas Superiores y Diafragma.*

*También ayuda, estimular el Sistema Inmunológico para combatir la infección con rotaciones. En el Oído Interno, presiones circulares.*

*En la zona refleja de la Nariz, fricciones y presiones.*

*En el Gusto, fricciones descendentes.*

# *Casos prácticos*

**ACÚFENOS:** *Tintineos, zumbidos, silbidos en los oídos.*

*Zonas a tratar:*

- *Senos paranasales.*
- *Oídos.*
- *Cuello.*

**AFONÍA:** *Pérdida de la voz o dificultad para hablar como consecuencia de un esfuerzo vocal o de un enfriamiento.*

*Zonas a tratar:*

- *Cuerdas vocales, cuello.*
- *Pulmones.*
- *Ganglios linfáticos superiores.*

**CATARATAS:** *Pérdida de visión como consecuencia de una opacificación del cristalino.*

*Zonas a tratar:*

- *Ojos.*
- *Cabeza.*

**GLAUCOMA:** *Aumento de la tensión ocular que*

*produce visión doble, dolor ocular y dolor de cabeza.*

*Zonas a tratar:*

- *Ojos.*

- *Cabeza.*

- *Plexo solar.*

- *Columna vertebral.*

*OTITIS: Inflamación del oído.*

*Zonas a tratar:*

- *Oídos.*

- *Ganglios linfáticos superiores.*

- *Columna Cervical.*

*PSORIASIS: Enfermedad de la piel que produce escamas blanquecinas sobre placas rojas.*

*Zonas a tratar:*

- *Cabeza.*

- *Hipófisis.*

- *Tiroides.*

- *Glándulas paratiroides.*

- *Plexo solar.*

- *Glándulas suprarrenales.*
- *Sistema Linfático.*

# Tema 10

## Sistema endocrino-hormonal

En el organismo tenemos dos tipos de Glándulas:

Las Exocrinas, (por ejemplo, las sudoríparas) que liberan sus sustancias químicas a conductos que las transportan a la superficie del cuerpo.

Las Endocrinas, Glándulas carentes de conductos, que liberan sus sustancias químicas, Hormonas, directamente al Sistema Circulatorio que las transporta hasta que alcancen su objetivo en órganos distantes (órganos diana).

Es uno de los principales Sistemas encargados del control y la regulación del funcionamiento y desarrollo del organismo.

Este Sistema está íntimamente ligado al Sistema Nervioso, la Hipófisis recibe estímulos del Hipotálamo y la Médula Suprarrenal del Sistema Nervioso Simpático, a este Sistema se le llama Sistema Neuroendocrino.

El Sistema Inmunitario también está relacionado a este Sistema a través de múltiples mensajeros químicos.

*LAS HORMONAS, son productos químicos que son producidos por una célula para afectar el metabolismo de otra. Unas serán estimulantes, otras inhibitorias, antagonistas o trópicas (cuando alteran el metabolismo de otro tejido endocrino).*

*Su efecto es directamente proporcional a su concentración.*

*Se clasifican en: Esteroideas (solubles en lípidos), No Esteroideas, Aminas o aminoácidos modificados, Péptidos y Proteicas.*

## GLÁNDULAS Y FUNCIONES.

*El Sistema Endocrino está formado básicamente por las siguientes Glándulas Endocrinas: Hipotálamo o Pineal, Hipófisis o Pituitaria, Tiroides y Paratiroides, Timo, Páncreas, Glándulas suprarrenales y Glándulas Sexuales (Ovarios y Testículos).*

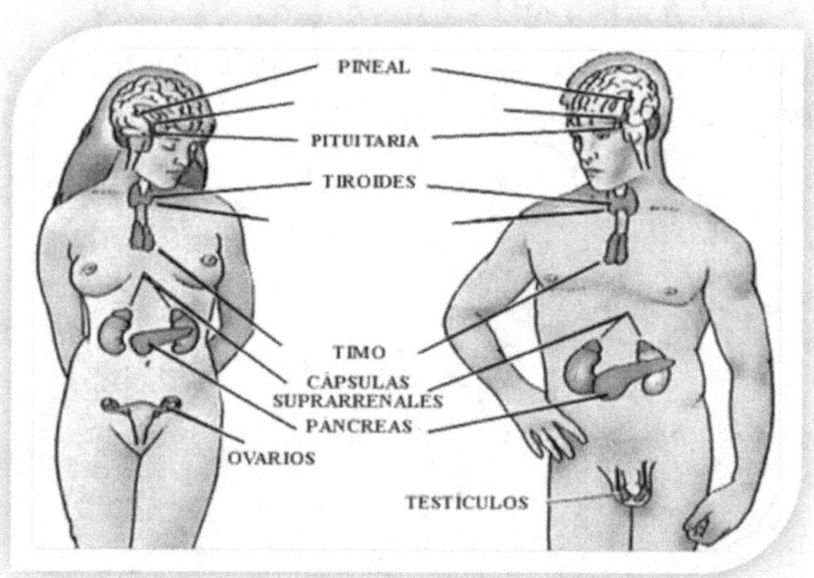


## HIPOTÁLAMO.

*Situado en la base del Cerebro, es el centro de la producción de Hormonas y el órgano regulador de la temperatura de las emociones y el comportamiento afectivo, del hambre y la saciedad, los ciclos del sueño y la vigilia, la absorción de agua de los riñones y la actividad sexual.*

## LA GLÁNDULA PITUITARIA O HIPÓFISIS.

Es pequeña y está alojada en la silla turca del hueso Esfenoides.

Tiene dos partes: la Adenohipófisis y la Neoruhipófisis.

Sus funciones: Como está conectada con el Hipotálamo regula el mayor proceso biológico del organismo humano, su función principal es influir sobre la liberación de Hormonas por parte de otras Glándulas.

Es el centro de la correlación endocrina:

- Regula el metabolismo.

- Activa o retarda el desarrollo del cuerpo.

- Regula el funcionamiento de la Glándula Tiroides, estimula la producción de leche materna, estimula las Glándulas Suprarrenales.

Produce la hormona estimulante de los Melanocitos, que favorece la síntesis de Melanina y la pigmentación de la piel, segrega la Hormona Antidiurética, que aumenta la absorción de agua en la Sangre y la Oxitocina.

- Aumenta la Presión Arterial, disminuye la Orina y regula las Contracciones Intestinales.

- Interviene en el desarrollo y calcificación de los dientes, etc.

*TIROIDES.*

*Situada en la parte anterior de la garganta. Tiene aspecto de H.*

*Esta Glándula recibe instrucciones de la Pituitaria para segregar Hormonas que determinan el ritmo de la actividad química del cuerpo.*

*Influye en el crecimiento y desarrollo del organismo, activando los procesos del Metabolismo y en el desarrollo intelectual.*

*Segrega tres Hormonas: la Tiroxina, la Tetrayodotironina y la Calcitonina.*

*Las dos primeras son las encargadas de la regulación metabólica y el desarrollo de órganos y tejidos, mientras que la Calcitonina controla el nivel de Calcio en la Sangre.*

*Regula el crecimiento y maduración de los tejidos, alerta sobre el estado físico y mental, y controla el nivel de Fosforo en la Sangre.*

*PARATIROIDES.*

*Son cuatro pequeñas glándulas adheridas a la cara posterior de la Tiroides.*

*Segrega la Parathormona que regula los niveles de Calcio y Fósforo en la Sangre (actúa sobre los Riñones y aumenta la eliminación de Fósforo y actúa sobre los Huesos movilizando el Calcio).*

*TIMO.*

*Es muy importante ya que activa el Sistema Inmunitario al generar Linfocitos T. Es la glándula de la felicidad.*

*Situada entre el Esternón y el Pericardio.*

*El Timo es la Glándula Endocrina de la infancia, pues favorece el crecimiento y produce grandes cantidades de anticuerpos.*

*Con el tiempo se va atrofiando y antes de la adolescencia apenas quedan restos adiposos.*

*Se puede estimular dándonos energía, con pequeños golpecitos.*

*SUPRARRENALES.*

*Son dos Glándulas pequeñas situadas en la parte superior de los Riñones, se componen de Corteza y Médula.*

*Segregan:*

*- Cortisona que favorece la reparación y el desarrollo de los tejidos e interviene en el Metabolismo de los Hidratos de Carbono, las Grasas y las Proteínas.*

*- Aldosterona que regula el Metabolismo del Sodio y el Potasio e interviene en la retención de líquidos.*

- *Andrógenos que estimulan moderadamente el desarrollo de las características sexuales masculinas, así como la masa y la fuerza muscular.*

- *Adrenalina y Noradrenalina, que en situaciones de alerta o excitación aumentan la fuerza y la frecuencia de los latidos del Corazón y la cantidad de Glucosa en la Sangre, además de dar energía a los Músculos y al Cerebro.*

*La Noradrenalina aumenta considerablemente la Presión Sanguínea.*

## PÁNCREAS.

*Es una Glándula mixta, situada detrás del Estómago. Como Glándula Exocrina elabora el Jugo Pancreático. Como glándula Endocrina, elabora dos Hormonas, la Insulina y el Glucagón.*

*La Insulina es de fundamental importancia en el Metabolismo de los Hidratos de Carbono, para lo cual mantiene normal la Glucemia, controla la producción de Glucosa en el Hígado y el consumo de azúcar en el organismo.*

*La producción de Insulina reduce el nivel de Azúcar Sanguíneo.*

*La Insulina es secretada por grupos de Células Pancreáticas, Células Alfa, denominadas Islotes de Langerthans.*

*El Glucagón, producido por las Células Beta, es el responsable de aumentar los niveles de glucosa cuando el Páncreas detecta que hay una carencia de Azúcar en la Sangre.*

*Glándulas SEXUALES:*

*Estas Glándulas comienzan su verdadera actividad hormonal en la pubertad, y determinan las transformaciones anatómicas y fisiológicas que se conocen como caracteres sexuales secundarios.*

*- Los Testículos forman Espermatozoides (función germinativa) y segregan Hormonas, la Testosterona (función endocrina) que controla la maduración y el buen funcionamiento del Sistema Reproductor, determina la aparición de los caracteres secundarios y contribuye a regular el comportamiento reproductivo.*

*- Los Ovarios, función germinativa (producción de Óvulos), función endocrina (producción de Hormonas que desarrollan las mamas).*

*TRASTORNOS EN EL SISTEMA ENDOCRINO.*

*Tiroides: Los más comunes son el Hipotiroidismo (deficiencia de la Hormona estimulante de la Tiroides que es consecuencia de falta de Yodo en la dieta) y el Hipertiroidismo (exceso de esta Hormona).*

*Producen alteraciones en los Sistemas Circulatorio, Digestivo, Nervioso y en el Metabolismo de diversos alimentos.*

*Paratiroides: La ausencia de la Parathormona provoca hiperexcitabilidad Neuromuscular, caracterizada por contracciones y espasmos musculares.*

*Suprarrenales: Su insuficiencia origina disminución de la Presión Sanguínea, debilitamiento orgánico, cansancio, estados diarreicos, cambios en la pigmentación de la piel.*

*El aumento de secreción produce grandes crisis de Hipertensión Sanguínea, eleva el rendimiento Cardiaco, agitación y angustia.*

*Páncreas: La Diabetes Mellitus que surge cuando el Páncreas produce una cantidad insuficiente de Insulina.*

*Cuando esto ocurre, el Torrente Sanguíneo se ve invadido por un exceso de Azúcar.*

*Este fenómeno es conocido como Hiperglucemia.*

*La Diabetes juvenil aparece de forma repentina en personas menores de 30 años y se trata con Insulina.*

*La adulta, en cambio, aparece de forma paulatina*

*en personas mayores de 40 años.*

*Su tratamiento no requiere Insulina, pero es necesario seguir una dieta específica y controlada.*

*Los Quistes Ováricos, los Fibromas, la inestabilidad emocional, la Infertilidad, la Tensión Premenstrual, cuyos síntomas incluyen desde desgana e irritabilidad hasta dolores de cabeza y nauseas, se produce cuando los niveles de Hormonas se desequilibran poco antes de la Menstruación.*

*MAPA PODAL*

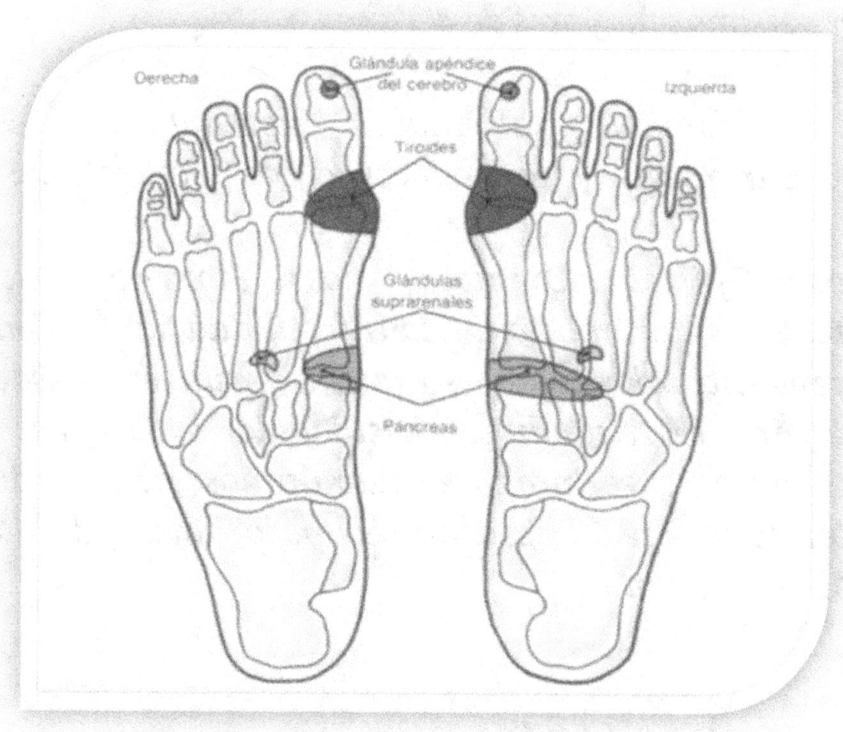

Derecha
Glándula apéndice del cerebro
Izquierda
Tiroides
Glándulas suprarenales
Páncreas


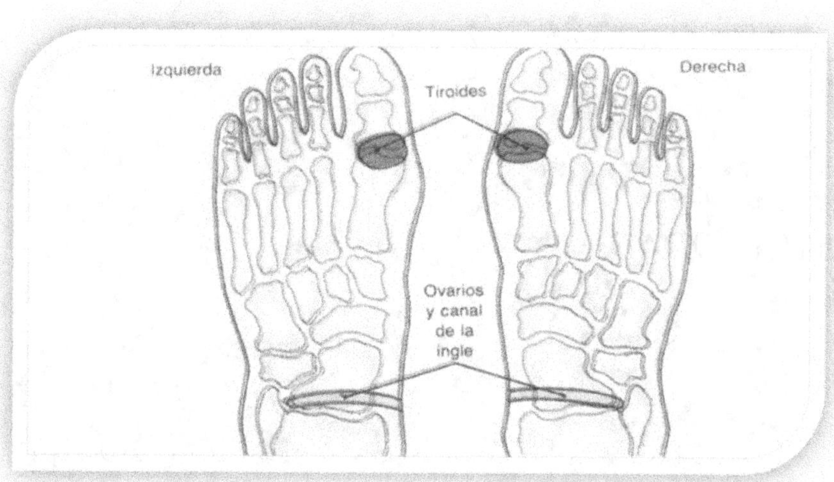

Izquierda
Tiroides
Derecha
Ovarios y canal de la ingle

# *Casos prácticos*

*MASAJE EN EL SISTEMA Y APLICACIONES.*

*Objetivo del masaje:*

*Mejorar el funcionamiento de las Glándulas Endocrinas*

*Localización anatómica de las zonas de las zonas reflejas:*

*Hipófisis:*

*en el centro de la yema del pulgar.*

*Presionar con un movimiento rotatorio, en el sentido del reloj para estimular y en el sentido antihorario para relajar.*

*Tiroides:*

*en la almohadilla debajo del pulgar, en la región plantar, bajo el primer Metatarsiano de cada pie, con dirección de centro a lateral, hasta el espacio entre el 1º y 2º dedos.*

*No estimular excesivamente en personas estresadas o con hipertiroidismo.*

*Paratiroides:*

*en la cara interna del pie, a los lados de la zona de la Tiroides, formando un collar, pellizcar suavemente con dirección de abajo a arriba.*

*Timo:*

*Está a medio camino del área del Esófago, en la parte carnosa de la planta. "Acunando" el borde interior del pie ejercer una presión desplazándose en dirección al hueso del dedo gordo y continuar suavemente hacia atrás.*

*Suprarrenales:*

*Encima de los Riñones en ambos pies. Se estimulan oponiendo los pulgares y empujándolos bastante profundamente hacia el centro del pie con un movimiento pulsante (de bombeo).*

*Es un punto sensible por lo que hay que acariciarlo firmemente y luego descender hacia el talón.*

*Páncreas (cabeza):*

*En la región plantar del pie derecho, un dedo por debajo de la zona del Estomago, en la parte central.*

*Páncreas (cuerpo y cola):*

*En la región plantar del pie izquierdo, un dedo por debajo de la zona del Estomago, con dirección de centro a lateral, enlazando con la zona del Bazo.*

*Ejercer presión en este punto.*

*Gónadas (Ovarios o Testículos):*

*Se encuentran en la parte externa posterior al tobillo de cada pie a medio camino entre el tobillo y la punta del talón.*

*Se estimula con un movimiento de presión localizado en el punto específico.*

## *Aplicaciones:*

*Masaje de tiroides:* Hipotiroidismo, personas incapacitadas (débiles).

*Masaje de hipófisis:* Cefaleas por estrés, traumatismos craneales.

*Masaje de paratiroides:* Problemas osteomusculares

*Masaje del páncreas:* Prevención de trastornos metabólicos, diabetes mellitus en estadio inicial, hipoglucemias, decaimiento, cansancio, escasa vitalidad, momentos de depresión, pesimismo.

*Masaje de gónadas:* Disfunciones sexuales

*Masaje de suprarrenales:* Situaciones estresantes, alteraciones psicosomáticas, alteraciones endocrinas, reacciones alérgicas, asma bronquial.

# Tema 11. Sistema Reproductor

*Este Sistema contribuye a:*

*Reproducir y gestar un nuevo ser humano.*

*Producir placer sexual.*

*Las Hormonas ocupan un papel importante porque son responsables de un crecimiento y desarrollo sexual sano.*

ÓRGANOS Y FUNCIONES.

*Los Órganos genitales son los encargados de producir las células sexuales, la excreción de dichas células, y la realización de la cópula.*

*Son varias las diferencias entre el Aparato genital masculino y femenino, pese a que sus funciones son similares.*

*APARATO GENITAL MASCULINO:*

*- Testículos: son las Gónadas masculinas, que se sitúan en el Escroto, dentro de unas bolsas, son del tamaño de una nuez.*

*Su función principal es la creación de Espermatozoides (función exocrina) y la secreción de Testosterona (función endocrina).*

- *Epidídimo: donde se produce el almacenamiento y maduración de espermatozoides.*

- *Conductos deferentes: se extienden desde el Epidídimo hasta las Vesículas Seminales.*

*Su función es impulsar los espermatozoides hasta la Uretra.*

- *Vesículas Seminales: retienen el Esperma hasta el momento de la eyaculación.*

- *Conductos Eyaculadores: son dos conductos excretores del Líquido Seminal en el momento de la eyaculación.*

- *Próstata: es una Glándula exocrina que segrega el Líquido Prostático, una sustancia alcalina y viscosa que se mezcla con los espermatozoides durante la eyaculación.*

- *Pene: es el órgano masculino encargado de realizar la cópula y transportar el Esperma a los Órganos Reproductores femeninos mediante la eyaculación.*

*El pene está formado por la Uretra, Cuerpos Cavernosos Eréctiles y Cuerpos Esponjosos que forman el Glande.*

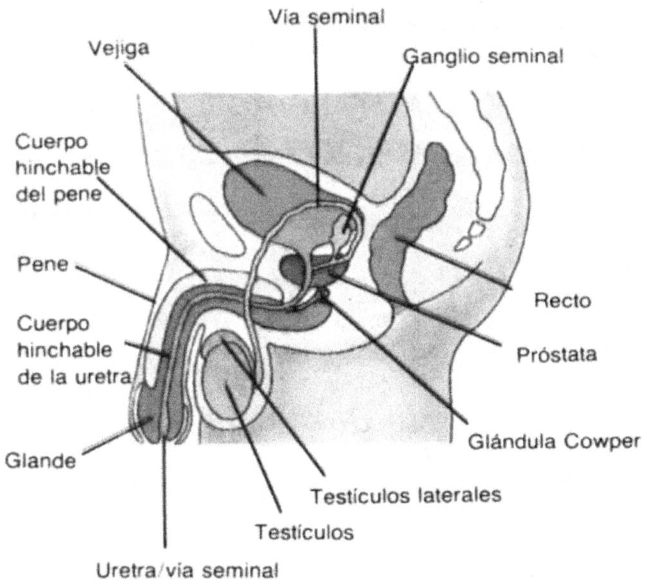


## APARATO GENITAL FEMENINO.

*Está formado por los Ovarios, las Trompas de Falopio, el Útero o Matriz, la Vagina y los Genitales Externos.*

*- Los Ovarios son dos órganos ovales del tamaño de una almendra ubicados en la Región Pelviana de la Cavidad Abdominal, uno a cada lado del Útero.*

*Cada Ovario presenta en su interior, aproximadamente unos 400.000 elementos pequeños y redondeados, denominados Folículos Primarios, que constan de una Célula central u Ovocito, rodeado por una capa de Células.*

*En la adolescencia, algunos Folículos comienzan una etapa de crecimiento y el Ovocito se transforma en Óvulo maduro. En ese momento, el Folículo se rompe y el Óvulo cae en la Cavidad Abdominal, mecanismo denominado Ovulación.*

*Cada mes madura un solo Folículo. La ruptura del Folículo maduro lo convierte en un cuerpo hemorrágico. A este periodo se le llama Ciclo menstrual. Este ciclo dura hasta la menopausia, comprendida entre los 40 y 50 años.*

*El Ovario segrega dos tipos de hormonas:*

*Estrógenos que determinan los caracteres sexuales femeninos, la maduración del Óvulo y la fase de proliferación de la Mucosa Uterina.*

*Progesterona que actúa sobre el Útero en fase de secreción, preparando la mucosa para anidar y nutrir al Óvulo fecundado.*

*Si esto no sucede, se inicia otro ciclo. Si el Óvulo es fecundado se produce el embarazo. La Progesterona impide la maduración de otro Folículo, impide las contracciones del Músculo Uterino y mantiene normal al embarazo, impidiendo el aborto espontáneo.*

*- Las trompas de Falopio son unos conductos de unos 10 cm. de longitud por los que el Óvulo desciende hasta el Útero. Es durante este descenso*

cuando se produce la fecundación.

- El Útero o Matriz se encuentra situado entre la Vejiga urinaria y el Recto. Es un conducto periforme cuya zona superior o cuerpo es más ancha. La Pared Uterina está recubierta por una mucosa secretora llamada Endometrio.

Si el Óvulo no es fecundado, el Endometrio se expulsa junto a él, acompañados de sangre, en lo que se denomina menstruación o regla.

Durante los 14 días posteriores al inicio de la menstruación y previos a la siguiente ovulación, el Endometrio vuelve a regenerarse y otro Óvulo lleva a cabo la maduración. Entre el día 11 y 14 se producirá una nueva ovulación y el Óvulo iniciará su recorrido hasta el Útero.

En caso de que el Óvulo sea fecundado se iniciarán una serie de cambios en el Endometrio y diferentes Hormonas serán segregadas, iniciándose así el embarazo.

- La Vagina es un canal de unos 8 cm. de longitud que comunica con el Cuello Uterino por su parte superior y se abre al exterior por la Vulva a través de una fina membrana denominada Himen. Sus paredes son elásticas y muy resistentes.

A través de este conducto penetra el Pene en la cópulación y se expulsa el Óvulo durante la *menstruación y el Feto durante el parto.*

*- Vulva: es la parte más externa de los genitales. Puede dividirse en tres regiones:*

*Superficial: formada por Pubis y Labios Mayores.*

*Media: Labios Menores y el Clítoris (órgano eréctil muy sensible situado delante de éstos)*

*Profunda: Meato Urinario, las Glándulas Vulvo-Vaginales y el orificio Vaginal.*

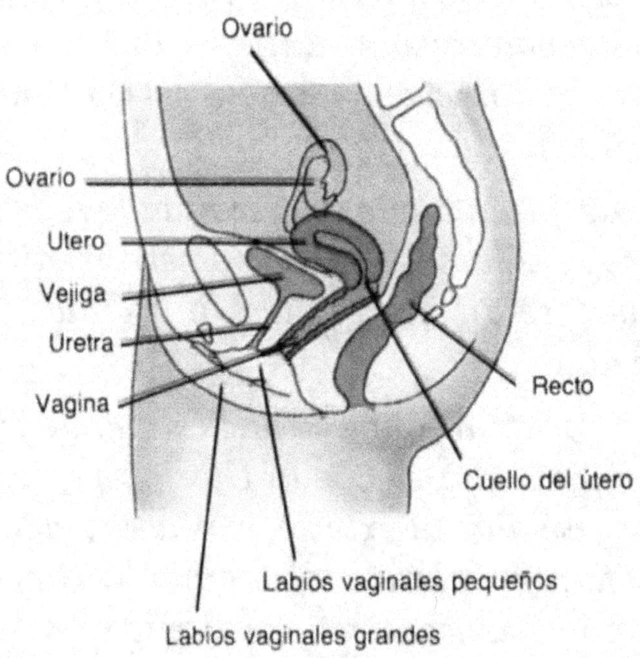


*EL EMBARAZO.*

*Las Hormonas, tienen un importante papel ya que muchos niveles hormonales del cuerpo se ven afectados en ese período:*

*- La Hormona Gonadotropina Coriónica humana (que sólo se produce durante el embarazo), aumenta los niveles del Plasma y la Orina materna, en forma drástica, durante el primer trimestre y pueden contribuir a provocar las náuseas y vómitos que suelen estar asociados.*

*- Lactógeno. La Placenta produce esta Hormona que asegura el correcto desarrollo fetal y cumple la función de estimular las Glándulas productoras de leche que se encuentran en los Senos como preparación para la lactancia.*

*- El Estrógeno se forma normalmente en los Ovarios, pero durante el embarazo también lo produce la Placenta, para ayudar a sostener un embarazo saludable.*

*- Progesterona. Es producida por los Ovarios y la Placenta durante el embarazo. Esta Hormona estimula el engrosamiento del recubrimiento del Útero preparándolo para la implantación de un Óvulo fecundado.*

*Un trastorno del Sistema Reproductivo es cuando el Feto se sitúa fuera del Útero, por ejemplo en una Trompa de Falopio.*

## TRASTORNOS.

## Dolores menstruales.

Normalmente el periodo mensual de la mujer no produce molestias fuertes, pero los cambios producen a veces leves dolores de cabeza, calambres y dolores e hinchazón en el abdomen.

Otros trastornos: Amenorrea, Dismenorrea, Menorragia o Gomenorrea.

## MAPA PODAL

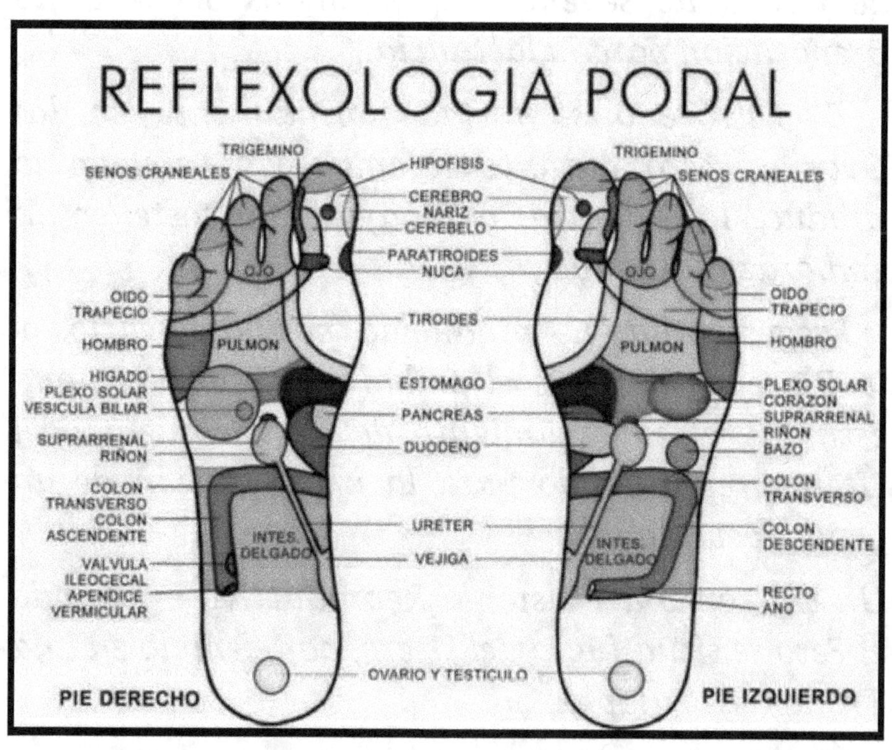

*Localización anatómica de las zonas genitales:*

*Gónadas (Ovarios o Testículos): en la región lateral externa del Tobillo de cada pie, en el punto intermedio entre el Maléolo Externo y la zona refleja de la Rodilla. El masaje debe realizarse en dos tiempos.*

*Conductos Deferentes: parten de la zona de las Gónadas y recorren una línea imaginaria por el dorso de ambos Pies y continúan hasta unirse a la zona del Útero o la Próstata en la cara medial o interna.*

*Útero o Próstata: en la región medial o interna, en el espacio intermedio entre el Maléolo Interno y el extremo del Talón.*

*Vagina: entre los puntos reflejos del Útero y Vejiga.*

*Glándulas mamarias: en el dorso del pie, del Cinturón Escapular, paralela a la base del cuarto dedo.*

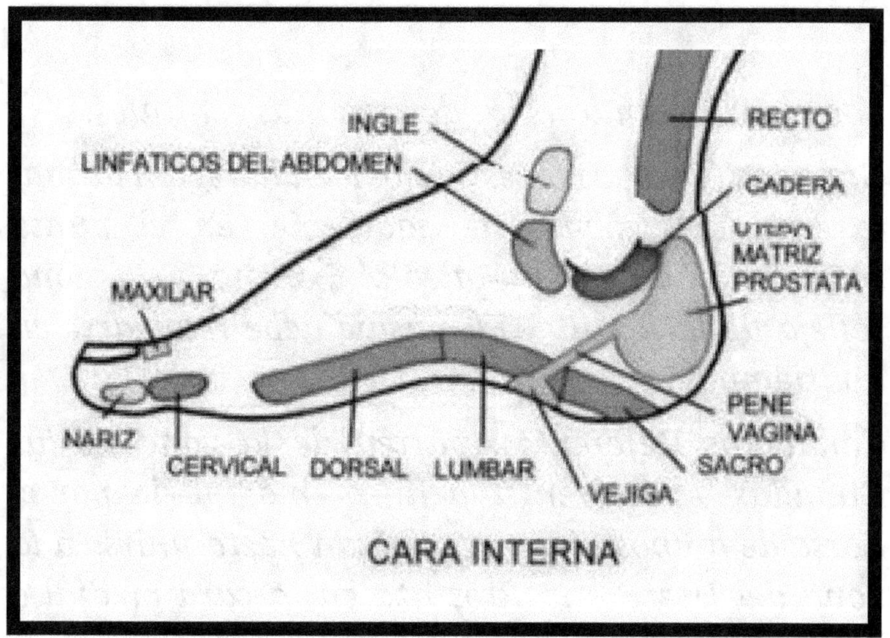

INGLE
LINFATICOS DEL ABDOMEN
RECTO
CADERA
UTERO
MATRIZ
PROSTATA
MAXILAR
PENE
VAGINA
NARIZ
SACRO
CERVICAL
DORSAL
LUMBAR
VEJIGA
CARA INTERNA

## Casos prácticos

*Recordemos las funciones de este Sistema: Reproductora y producción de placer sexual.*

*El objetivo del masaje es estimular el adecuado funcionamiento de cada uno de los componentes de este Sistema y reactivarlo cuando muestran una carencia de energía.*

*Impotencia sexual, Prostatitis, Menstruaciones irregulares o dolorosas, Menopausia, Inflación pélvica, Endometritis, Hidrocele, Varicocele.*

*En caso de trastornos como Amenorrea, Dismenorrea, Menorragia o Gomenorrea, para efectuar un masaje reflexológico, hay que buscar el consentimiento del especialista que lo haya diagnosticado.*

*Dolores menstruales.*

*La tensión premenstrual está causada por*

*retención de fluidos en la Zona Pélvica, desde dos semanas a un día antes y suele desaparecer a los pocos días.*

*Si se efectúa regularmente un masaje reflexológico se pueden evitar los trastornos de la menstruación. A veces aparece secreción vaginal, pero esto indica que se ha iniciado el efecto terapéutico y luego se normaliza.*

*Deben tratarse las zonas de:*

*Los Ovarios, para ayudar a formar los Estrógenos y Progesterona.*

*Órganos sexuales y Vías Linfáticas de la Ingle, para mantener una buena Circulación, liberar la tensión y mantener la zona despejada de Toxinas.*

*Hipófisis, Tiroides y Paratiroides, para equilibrar los niveles de energía y mantener los de Fósforo y Calcio.*

*Zona Lumbar, para relajar los Músculos de esta zona.*

*Plexo Solar o Diafragma, para relajar el Sistema Nervioso.*

*Riñones, para eliminar toxinas.*

*Hígado (solo pie derecho), para desintoxicar la sangre y equilibrar los niveles de agua.*

*Glándulas Suprarrenales, para mantener los*

*niveles de minerales y equilibrar la energía del cuerpo.*

*Importante:*

*Para obtener un efecto desinflamatorio y equilibrador, masajear además:*

*Aéreas Linfáticas Abdominales, Aparato Urinario, Glándulas Endocrinas.*

*Precauciones:*

*Evitar el masaje de estas zonas en los primeros meses del embarazo.*

*Contraindicado en las embarazadas de alto riesgo.*

*- La Frigidez sexual en la mujer.*

*Si puede explicarse por influencias psico-nerviosas, está indicado el masaje reflexológico, pero si el trastorno se debe a causas orgánicas, debería tratarse en colaboración con el médico.*

*Este masaje es aconsejable que lo haga la pareja, porque puede contribuir a reforzar el sentimiento de unidad de la relación.*

*Las zonas reflejas a tratar serían:*

*1. La cabeza.*

*2. Útero y Ovarios.*

*3. La Hipófisis.*

*4. Vagina.*

*5. Plexo Solar*

*6. Tórax - Mamas*

*- La Impotencia masculina: Eyaculación precoz o atrasada, erección insuficiente del Pene o incapacidad de lograr el Orgasmo.*

*Además de por causas orgánicas, también se explican por estrés y conflictos de relación.*

*El reflexomasaje tratará:*

*1. La zona refleja del Sacro, a derecha e izquierda.*

*2. Las zonas de los testículos.*

*3. Glándulas endocrinas.*

*4. Columna vertebral.*

*5. Plexo Solar.*

*6. Próstata.*

*7. Pene.*

## *LA REFLEXOLOGÍA Y LA SEXUALIDAD.*

*La Reflexología entre los miembros de la pareja fomenta un intercambio de energías similar a los que se producen durante las relaciones sexuales.*

*Practicar los ejercicios de Reflexología para el sexo, estimula a ser amoros@, afectuos@..., aunque no siempre acabe en una relación sexual plena.*

*El estímulo provocado por el masaje activa la liberación de sustancias como la Endorfina, que induce a un estado de bienestar y placer.*

*Un masaje es incitante y prepara para la intimidad, relajando y despejando la mente de preocupaciones, lo que permite desconectar.*

*En sí misma la Reflexología no excita, pero puede ayudar a sentirse segur@ y cómod@ con la pareja.*

# Casos prácticos

Se sugiere realizarlo previamente a las relaciones sexuales.

Un masaje de unos 15 minutos de duración comenzando por, sujetar un pie de la pareja entre las dos manos, sin ninguna idea preconcebida, esto llevará a relajarse y despejar la mente de preocupaciones, al mismo tiempo que se ejerce un gesto amoroso.

Zonas:

Plexo Solar: Se ejerce presión con el pulgar sobre el punto reflejo, se mantiene brevemente y se suelta, este efecto es relajante.

La Pituitaria: Ayuda a equilibrar las Hormonas y sentirse bien.

El Cuello y la Garganta: Para relajar cualquier tensión de esta zona.

El corazón: Para estimular la Circulación.

El pecho, el tórax, los Pulmones y el Diafragma:

*Ayudan a relajar la respiración y aumentar la producción de Hormonas.*

*Las Glándulas Suprarrenales: Favorecen el equilibrio hormonal y energético.*

*Las Gónadas: Para equilibrar las Zonas Sexuales y estimularlas.*

*La Columna: Favorece la Circulación y la Relajación.*

*Finalizamos del mismo modo que comenzamos, sujetando el pie con las dos manos unos momentos, concentrándose en ese instante.*

# Tema 12. Sistema inmunológico

*TRABAJO COORDINADO DE CON SISTEMAS:*

*El Sistema Inmunológico es uno de los Sistemas más importantes del cuerpo humano porque combate los diferentes agentes infecciosos y tóxicos; la especie humana le debe su supervivencia.*

*Trabaja con una monitorización constante de nuestro cuerpo para detectar las anormalidades.*

*Es un conjunto de Células, Tejidos y Órganos que trabajan juntos.*

*Para su defensa se requiere de la coordinación del Cerebro, las Glándulas (de especial importancia, el Timo), la Piel, la Médula Ósea, docenas de Hormonas y otras sustancias mensajeras, una enorme cantidad de Glóbulos Blancos y el Sistema*

*Linfático. También las Lágrimas, la Cerilla de los Oídos...*

*Este combate lo hace de dos maneras: destruyendo los agentes fagocitosis.*

*Y produciendo anticuerpos y Linfositos sensibilizados.*

*(Los Anticuerpos son Proteínas específicas, producidas por las Células Plasmáticas localizadas en el Bazo, los Ganglios Linfáticos y las paredes del Sistema Digestivo).*

*(Los Linfocitos, un tipo de Células de los Glóbulos Blancos Sanguíneos).*

*ÓRGANOS QUE LO COMPONEN Y FUNCIONES:*

*- La Médula Ósea es el tejido adiposo que se encuentra en el centro de los Huesos y que produce todas las Células Sanguíneas (Linfocitos, Leucocitos...) a partir de las Células Madres.*

*- Los Leucocitos del Sistema Circulatorio. Son los verdaderos defensores (Glóbulos Blancos); se localizan en la Sangre y tienen la misión de encontrar, identificar y aniquilar los microbios y elementos nocivos que logran entrar a nuestro cuerpo.*

*- El Timo. Es una Glándula que se encuentra detrás del Esternón y hace que maduren los Linfocitos T producidos en la Médula Ósea.*

*- El Bazo: Es un órgano ubicado en la parte superior izquierda del Abdomen y del tamaño de un puño. El Bazo contiene compartimientos especializados donde las Células inmunes se reúnen y trabajan. El Bazo actúa como un punto de encuentro entre las Defensas Inmunológicas y los Antígenos*

*- El Sistema Linfático:*

*Los ganglios linfáticos: Se encuentran en muchas partes del cuerpo, son los Tejidos Linfoides que contienen numerosas estructuras especializadas. Se entrelazan y se agrupan en el Cuello, las Axilas, el Abdomen y las Ingles.*

*Cada nódulo o ganglio linfático contiene compartimientos especializados donde se congregan las Células Inmunes y se pueden encontrar Antígenos.*

*En los Ganglios Linfáticos se distingue:*

*- Las Células T o Linfocitos T, distribuidas en la para-corteza de los Ganglios.*

*- Las Células B o Linfocitos B, que se activan y maduran en las Células Plasmáticas ubicadas en la Médula de los Ganglios Linfáticos. Son los que producen y liberan los Anticuerpos.*

*Las células B y T son los dos grupos principales de Linfocitos que reconocen y atacan a los microorganismos infecciosos. Representan entre el*

*20% y 30% de los Glóbulos Blancos o Leucocitos Sanguíneos.*

*Los vasos linfáticos: Son los que transportan Linfa (líquido transparente que baña los tejidos del cuerpo). Estos Vasos controlan los microbios invasores porque las Células y los Fluidos se intercambian entre la Sangre y ellos.*

*Las células del Sistema Inmune y los Antígenos extraños entran en los Ganglios Linfáticos a través de los Vasos Linfáticos de entrada.*

*Todos los Linfocitos salen de los Ganglios Linfáticos mediante los Vasos Linfáticos de salida. Al pasar al Torrente Sanguíneo, los Linfocitos son transportados hacia los tejidos del cuerpo, porque los Linfocitos tienen que estar por todas partes para detectar a los Antígenos extraños y terminan de nuevo en el Sistema Linfático con el objetivo de comenzar el ciclo otra vez.*

*Los Linfocitos se originan en las Células Madres de la Medula Ósea. Cuando inician su formación pueden: seguir madurando en la Médula Ósea y convertirse en Celulas B o Linfocitos B.*

*O terminar el proceso de maduración en el Timo y convertirse en Celulas T y Linfocitos T.*

*Una vez maduros, algunos Linfocitos habitan*

los órganos Linfoides, mientras que otros viajan alrededor del cuerpo a través de los Vasos Linfáticos y el Torrente Sanguíneo.

Algunos de estos grupos están anatómicamente bien organizados y poseen propiedades singulares, por ejemplo los situados bajo la mucosa de los Tractos Respiratorios y Gastrointestinal, que se asemejan a los Ganglios Linfáticos en cuanto a estructura y función.

Entre estos agregados se incluyen las Amígdalas, el Adenoides y las Placas de Peyer. El Tejido Linfoide de estas zonas constituye el Sistema Inmunitario de las Mucosas.

- Las Amígdalas están ubicadas en el Cuello, las Ingles o las Axilas aunque las más conocidas son las ubicadas en la parte posterior de la Garganta, a nivel de la Faringe, contenidas en una cápsula entre los pilares del paladar.

Actúan como primera barrera defensiva ante agentes patógenos externos que entren por la Boca o la Nariz.

- El Adenoides se halla situado por detrás de las Fosas Nasales, en la parte más alta de la Faringe, detrás de la Nariz y por encima del Paladar Blando.

Comienza a crecer a los 9 meses de vida. Este crecimiento en condiciones normales se acentúa *hacia el 3º año. Y a partir del 5º año comienza a involucionar y habitualmente desaparece a la edad de la pubertad.*

*El Adenoides es productor de defensas en la infancia.*

*- Las Placas de Peyer son unos cúmulos de Tejido Linfático que recubren interiormente las Mucosas, como las del Intestino y las Vías Respiratorias.*

*En su mayor parte, se ubican en el Íleon Terminal y están formados principalmente por Linfocitos B, que sintetizan Inmunoglobulinas A y realizan una función muy importante de inmunidad: La exclusión inmunológica opsonizando Agentes Patógenos que atraviesan las paredes del Íleon para que puedan ser procesados por las Células presentadoras de Antígenos (elemento extraño) y presentados a los Linfocitos T, desencadenando una respuesta inmune.*

*- EL SISTEMA DE MACRÓFAGOS DEL SISTEMA INMUNOLÓGICO.*

*El Sistema Inmunológico es el encargado de proteger al organismo contra la agresión o presencia de agentes patógenos y elementos tóxicos.*

*Entre los primeros se encuentran todos los Microorganismos como Bacterias, Virus, Parásitos y Hongos y entre los segundos, todos los contaminantes ambientales y venenos.*

*Su entrada se produce por las superficies de contacto externas del cuerpo, como la Piel, el Sistema Respiratorio, los Ojos, las Vías Digestivas o las Urogenitales.*

*LOS FAGOCITOS:*

*Son Células especializadas, cuya función primaria es deglutir y/o matar a los Microorganismos. Los hay de dos tamaños, los más pequeños son los Granulocitos y los mayores los Macrófagos.*

*Se desarrollan a partir de Células Madre en la Médula Ósea y migran a todos los Tejidos del cuerpo pero especialmente hacia la Sangre, el Bazo, el Hígado, los Nódulos Linfáticos y los Pulmones.*

*SISTEMA DE COMPLEMENTO formado por 18 Proteínas que funcionan de manera ordenada y coordinada para ayudar en la defensa contra infecciones. Algunas de estas Proteínas son producidas por el Hígado y otras son producidas por ciertos Fagocitos y Macrófagos.*

*Su función principal es facilitar la ingestión de los Microorganismos, ésta es mucho más fácil cuando están cubiertos de Anticuerpos o Complementos.*

*Una vez que el Fagocito se come al Microorganismo, inicia una serie de reacciones químicas dentro de la Célula, que termina en la muerte del Microorganismo*

*- EL SISTEMA QUE EVITA LA ENTRADA DE AGENTES DAÑINOS.*

*Los órganos que están en contacto con el medio ambiente o que son una vía de entrada al organismo, actúan para evitar la entrada de Microbios o sustancias peligrosas al organismo, entre ellos están:*

*- Las Lágrimas, protegen a los Ojos de cualquier elemento extraño; lo limpian expulsando polvo y basuras, principalmente.*

*- La Mucosa de la Nariz produce moco. Sustancia que junto con los vellitos, ayuda a detener Microbios, basuras, polen o Sustancias Tóxicas,*

que producen enfermedades y en muchas personas, también Alergias.

- La Cerilla o Cerumen del Oído es una grasa amarillenta que detiene y evita que entren Microbios y basura.

- La Piel, primera barrera defensiva:

Una herida en la Piel determina liberación local de Histamina, que produce una respuesta inflamatoria que hace aumentar el flujo de Sangre en la zona, aumenta la permeabilidad de los Capilares y atrae Leucocitos que inician la respuesta inmune.

Produce Sudor, que ayuda a eliminar sustancias tóxicas que se forman en el interior del cuerpo

Es protectora: Cubre todos los órganos del cuerpo y produce grasa para que los golpes leves no dañen a los Órganos Internos.

Consta de tres capas:

Epidermis: Es la capa más superficial. Sus funciones son protectoras e hidratantes.

En la Epidermis se realiza la renovación Celular y la coloración de la Piel.

Dermis: Es la capa intermedia, compuesta por Colágeno y Fibras Elásticas. La Dermis se encarga de mantener la temperatura corporal y contiene Terminaciones Nerviosas que transmiten el sentido *del tacto.*

*Para mantener la temperatura corporal adecuada, alrededor de 37ºC, la Piel funciona como un termostato. Cuando hace frío los Vasos Sanguíneos se contraen, evitando la pérdida del calor corporal, mientras que cuando las temperaturas son muy elevadas, los Vasos Sanguíneos se dilatan, favoreciendo así la salida del calor.*

*Hipodermis: Formada por Tejido Adiposo, es la capa más profunda. La Hipodermis actúa como colchón de la Dermis y funciona como reserva energética para el cuerpo.*

*Los Linfocitos y las Células Accesorias se encuentran en la Epidermis y la Dermis, para la defensa del organismo.*

## LA RESPUESTA INMUNOLÓGICA Y LA IMPORTANCIA DE LOS FAGOCITOS Y LINFOCITOS:

Cada Célula tiene sus propias características, que son aceptadas y reconocidas por el resto del cuerpo, por eso cuando algún elemento extraño, llamado Antígeno, llega a entrar en el cuerpo, inmediatamente desencadena una respuesta inmunológica que empieza con la producción de Anticuerpos, encargados de expulsar o destruir ese elemento.

El Interferón es un Producto Celular Natural que se forma en respuesta a los Virus, siendo liberado por las Células infectadas bloqueando la multiplicación del Virus en la Célula del organismo. (El Virus para reproducirse necesita una Célula huésped a la cual le inocula su material genético).

Primero, los Anticuerpos hacen un análisis de las características del elemento extraño.

Después cada Anticuerpo identifica uno de estos elementos, se coloca a su lado y de esta forma avisa a los Fagocitos (Glóbulos Blancos que están en la Sangre).

Los Fagocitos empiezan a destruir la membrana del elemento extraño y con ayuda de las Enzimas los dispersan y devoran.

*Cuando nuestro cuerpo es atacado por Virus indestructibles o por grandes cantidades de Gérmenes, los Defensores mandan sustancias mensajeras para que acudan las Defensas Especiales, que son los linfocitos T (producidos en el Timo) y los Glóbulos Blancos o Leucocitos, que al emparejarse con los agresores empiezan a reproducirse en grandes cantidades.*

*Unos tienen la misión de destruir al enemigo y otros, los Linfocitos B, transmutan para convertirse en Anticuerpos.*

*Este tipo de respuesta se llama Respuesta Inmunitaria Humoral y es particularmente eficaz frente a las invasiones Bacterianas y Víricas.*

*Cuando todo está bajo control, aparecen otras Células llamadas Supresoras, para calmar a las Defensoras, para que no empiecen a destruir Células Sanas.*

*Cuando la batalla ha sido ganada, los Defensores registran los datos de los elementos que los atacaron y los archivan en su memoria, por lo que ante un nuevo ataque de estos mismos Gérmenes, se empiezan a producir los Anticuerpos correspondientes y así combaten la enfermedad antes de que se repita.*

*TRASTORNOS:*

*La clave de un Sistema Inmunológico saludable es la capacidad de distinguir entre las Células del propio cuerpo y las extrañas.*

*También el Sistema Inmunológico tiene sus límites y cuando los Agentes agresores se reproducen en cantidades incontrolables o el Sistema se debilita o pierde su Capacidad inmunológica, se presentan enfermedades infecciosas, algunas de ellas muy graves.*

*La glándula Timo, que coordina la defensa del organismo, es fuertemente influida por los estados emocionales. Una intensa carga emocional negativa puede hacer que disminuya su capacidad hasta en un 50%. Por eso es que después de grandes disgustos es más probable que se desarrollen enfermedades en nuestro cuerpo.*

*El Sistema Inmune puede fallar por Hiperfunción, dando lugar a enfermedades Alérgicas y a enfermedades denominadas Autoinmunes como la Artritis Reumatoide, el Lupus Eritematoso, la Diabetes Insulino-dependiente o la Esclerosis Múltiple, la Fibromialgia y el Síndrome de Fatiga Crónica.*

*Existe un lazo detectado entre el aumento del estrés y los picos de ataque de algunas de estas enfermedades.*

*Cuando "la batalla" no puede ser controlada por los*

*Linfocitos B, y se multiplican atacando a Células Sanas, dan lugar a un Cáncer.*

*También el Sistema Inmunitario es el responsable del rechazo de los trasplantes de tejidos u órganos de un individuo a otro.*

*Pero también puede fallar por Hipofunción, dando lugar a otro tipo de enfermedades, la enfermedad más tristemente representativa es el SIDA o Síndrome de Inmunodeficiencia Adquirida.*

*Además de ser una infección por un Virus, se caracteriza por una brutal inmunosupresión que hace que los enfermos padezcan infecciones sobreañadidas contra las que tienen bajas defensas.*

*Esto es más importante a tener en cuenta, que el propio Virus del SIDA.*

*Las Inmunodeficiencias pueden ser Primarias: Cuando algún componente del Sistema Inmunitario ya falla desde el nacimiento; cuando se altera como resultado de una enfermedad o por causa farmacológica, como en el caso de uso continuado de ciertos Antibióticos, Corticoides, Quimioterapia y Radiación...; o se debilita como consecuencia del envejecimiento normal de* nuestras Células, aunque también es probable que el Envejecimiento Celular se acelere por una debilitación del Sistema Inmunológico.

Otro factor a tener en cuenta es la nutrición. Se ha demostrado que la mala nutrición disminuye todas las líneas defensivas Inmunitarias, dando lugar a Infecciones que a su vez empeoran el estado nutritivo.

En este caso es necesaria una alimentación equilibrada, lo más variada posible, junto a un correcto aporte de Proteínas, Ácidos Grasos Esenciales, Vitaminas A, C, y E, y Minerales como el Hierro, el Cinc y el Selenio y otras sustancias reguladoras como el Coenzima Q-10, la Lecitina de huevo y el Superóxido Dismutasa y el Glutatión.

Es importante el aporte de Fibra, Frutas, Verduras y granos de Cereales.

Reducir la ingesta de Proteínas de origen animal, y en su lugar aumentar las Leguminosas, la Soja y el Pescado blanco.

Sustituir las Grasas Saturadas de origen animal por las Grasas Insaturadas Vegetales y hacer ejercicio regular.

En la línea de las costumbres Higiénico-dietéticas

*relacionadas con el medio ambiente y/o la forma de vida, tenemos otros factores capaces de alterar nuestro ejército defensivo Inmunológico, como son la contaminación ambiental, el exceso de aditivos y el uso de tóxicos como el tabaco, el alcohol u otras drogas.*

*Una actitud mental negativa, una depresión, situaciones mantenidas de estrés…. pueden alterar la Respuesta Inmunitaria y dar lugar a infecciones o cáncer. El Sistema Inmunitario interpreta su capacidad de respuesta en base a un equilibrio psicofísico.*

*Una buena interpretación del estado de enfermedad, en la que se valore tanto el aspecto vital, como es el conocimiento del estado de salud, además de la confianza y al apoyo sociofamiliar de las personas con las que se convive, así como los métodos para hacer frente a la enfermedad, sin lugar a duda ayudará a que el Sistema Inmunológico tenga una óptima respuesta.*

*Cuando el Sistema Inmunitario no está funcionando correctamente, se produce una mayor predisposición a enfermedades infecciosas que dan a la larga a una acumulación de radicales libres que aumentan aún más la posibilidad de sufrir enfermedades infecciosas y tumorales.*

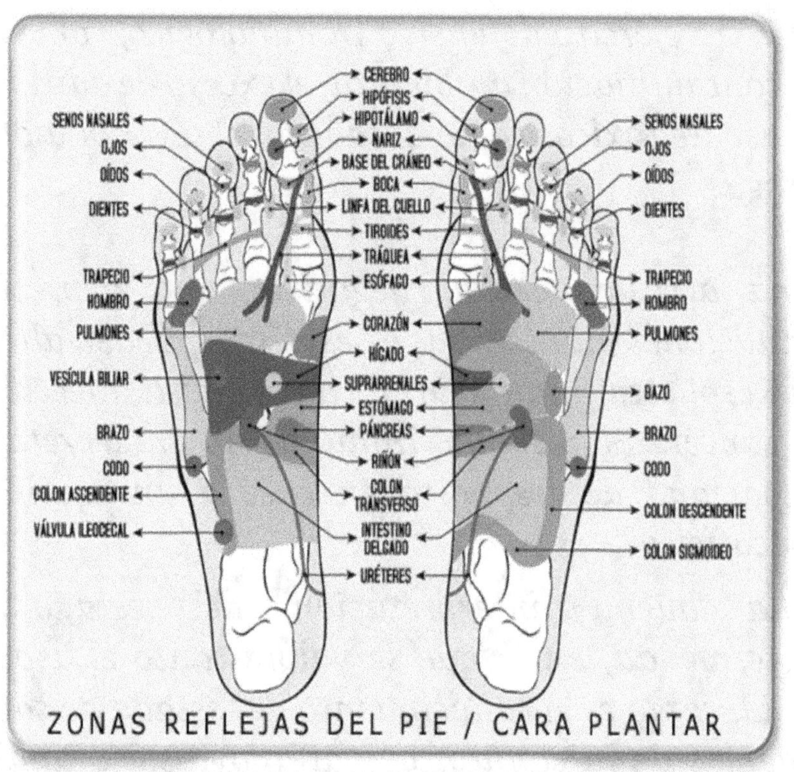


*MASAJE EN EL SISTEMA.*

*Para potenciar el Sistema Inmunitario deben masajearse las zonas reflejas:*

*Bazo.*

*Timo.*

*La circulación Linfática.*

*Riñones y Uréter.*

*Hígado.*

*Suprarrenales.*

*Amígdala.*

*Tiroides y Paratiroides.*

*Pecho.*

*Senos Paranasales.*

*Músculo Trapezoide.*

*Plexo Solar.*

*Hipófisis.*

# *Casos prácticos*

DISMENORREA:

Regla difícil o dolorosa.

Zonas a tratar:

- Trompa de Falopio.

- Ovarios.

- Columna lumbar.

- Músculos pelvianos.


IMPOTENCIA: Disminución del deseo y dificultad para conseguir la erección o el orgasmo.

Zonas a tratar:

- Plexo solar.

- Próstata.

- Pene.

- Testículos.

*PRÓSTATA (ADENOMA DE): Tumor benigno en la próstata que puede obstruir la Uretra y produce dificultades para orinar.*

*Zonas a tratar:*
- *Riñones.*
- *Uréteres.*
- *Vejiga.*
- *Próstata.*

*QUISTE DE OVARIO: Bolsa de líquido, pequeña, que crece en el ovario o en la zona próxima.*

*Zonas a tratar:*
- *Ovario.*
- *Útero.*
- *Trompas de Falopio.*
- *Sistema Linfático.*

# *Tema 13. Recomendaciones prácticas.*

APLICACIONES DE REFLEXOLOGÍA:


ABCESOS.
*Masajear:*
Las zonas linfáticas.
La Hipófisis.


ACNÉ.
*Masajear:*
Glándulas Adrenales.
Riñones.
Uréter y Vejiga.
Hígado y Vesícula biliar.


ALERGIAS. Masajear:

Glándulas Adrenales.

*Riñones.*

*Uréter y Vejiga.*

*Glándula Paratiroides.*

*ANGINAS. Masajear:*

*Laringe.*

*Amígdalas y todo el Sistema Linfático.*

*APENDICITIS. Masajear:*

*Zona refleja de la Apéndice.*

*Los puntos linfáticos.*

*APETITO. (PÉRDIDA): Presionar sobre las zonas de:*

*Estómago,*

*Intestinos*

*Tiroides.*

*ARTERIOCLEROSIS. Masajear:*

*Riñones,*

*Uréter y Vejiga.*

*Glándulas Adrenales.*

## ARTICULACIONES (INFLAMACIÓN Y DOLOR).

*Masajear:*

*Zona refleja de la articulación inflamada.*

*Los Riñones,*

*Uréter y Vejiga.*

*Glándulas Adrenales.*

*Paratiroides.*

*Sistema Linfático.*

## ARTRITIS ó ARTROSIS.

*Masajear la zona refleja correspondiente a la zona del dolor.*

*Riñones, Uréter y Vejiga.*

*Glándulas Adrenales (cortisona).*

*ASMA. El masaje se ejercerá sobre:*

*Riñones,*

Uréter y Vejiga (eliminación de sustancias tóxicas),
Glándulas Paratiroides (metabolismo)

BRONQUITIS. Masajear:
Pulmones, Bronquios,
Puntos linfáticos,
Paratiroides,
Adrenales.

BOCIO Y BOCIO OFTALMOLÓGICO. Masajear:
Tiroides.
Pituitaria.

BAZO Y PINCHAZOS EN EL COSTADO.
Masajear:
Bazo.

CALAMBRES EN LA PANTORRILLA. Masajear:
Paratiroides.
Evitar las radiaciones terrestres.

CABEZA (DOLORES): Averiguar las causas básicas.

*Masajear:*
*Cabeza.*
*(Cambiar de alimentación).*

*CABELLO (PÉRDIDA). Masajear:*
*Glándulas sexuales (testículos u ovarios)*
*Y demás órganos Sistema Endocrino.*

*CALCIO (FALTA). Masajear:*
*Paratiroides.*

*CÁNCER. Masajear:*
*Los puntos linfáticos,*
*Zonas reflejas del órgano concerniente.*

*CANSANCIO. Ejercer presión sobre:*
*Riñones,*
*Uréter,*
*Vejiga,*
*Glándulas paratiroides,*
*Cabeza.*

*CARTÍLAGOS. Masajear:*

*Zona refleja de la rodilla o del codo, según corresponda.*

*CATARATAS. Presionar:*

*Riñones,*

*Uréter y Vejiga,*

*Glándulas Adrenales,*

*Ojos,*

*Cabeza.*

*CATARRO. Masajear:*

*Pulmones, Bronquios,*

*Glándulas linfáticas,*

*Paratiroides,*

*Adrenales.*

*CELULITIS. Masajear:*

*Puntos linfáticos,*

*Glándulas sexuales (ovarios o testículos).*

*CIÁTICA. Masajear:*

*Riñones,*

*Uréter y Vejiga,*

*Glándulas Adrenales,*

*Columna,*

*Nervio Ciático,*

*CIRCULACIÓN. Masajear:*

*Corazón,*

*Glándulas Adrenales,*

*Paratiroides,*

*Riñones,*

*Uréter y Vejiga .*

*CORAZÓN. Masajear:*

*Zona refleja del Corazón,*

*Puntos linfáticos,*

*Adrenales.*

*Y demás órganos del Sistema Endocrino.*

*COLUMNA (LESIONES). Masajear:*

*Zona refleja correspondiente.*

*COSEARTROSIS. Masajear:*

*Riñones,*

*Uréter y Vejiga,*

*Estómago,*

*Intestino,*

*Articulación de la cadera, hombro  y Vértebras lumbares.*

*La zona refleja de la articulación.*

*COXIS. (DOLOR). Masajear:*

*Zona refleja del cuello,*

*Coxis.*

*DEPRESIÓN. Masajear:*

*Pituitaria,*

*Tiroides,*

*Paratiroides,*

*Plexo Solar,*

*Glándulas Suprarrenales.*

*DIABETES. Masajear:*

*Estómago (Duodeno),*

*Páncreas.*

*DIARREA. Masajear:*

*Estómago,*

*Intestino.*

*DIARREA NERVIOSA. Masajear:*

*Plexo Solar.*

*DERRAMES VAGINALES. Masajear:*

*Vagina,*

*Útero,*

*Puntos linfáticos.*

*DOLORES ESPALDA. Masajear:*

*Columna,*

*Hombro y Pelvis (eventualmente).*

*DOLOR DE GARGANTA Y TOS. Masajear:*

*(Para reducir la inflamación y la tos,  y relajar).*

*Cuello.*

*Pecho y Pulmones.*

*Diafragma.*

*Timo.*

*Plexo Solar.*

*Suprarrenales.*

*DOLORES MUSCULARES, ÁREA DE LA NUCA (se extienden a los hombros y a los brazos). Masajear:*

*Columna, en la parte cervical y en la de los hombros.*

*En caso necesario también la dorsal.*

*ECZEMA. Masajear:*

*Riñones,*

*Uréter y Vejiga.*

*Glándulas Adrenales,*

*Paratiroides.*

*EQUILIBRIO. Masajear:*

*Oídos.*

*ESTREÑIMIENTO. Masajear:*

*Sistema Digestivo.*

*ESTRÉS Y ANSIEDAD. Masajear sin apretar demasiado y durante poco tiempo para evitar sobrestimular:*

*Glándulas suprarrenales, para calmar las emociones.*

*Plexo Solar, relaja el Sistema Nervioso Vegetativo.*

*Glándula Pituitaria, equilibra las emociones.*

*Pecho y Pulmones, para relajar la respiración.*

*Cerebro y Cabeza, para quitar las preocupaciones*

*Corazón y zonas relacionadas, para liberar la tensión, y estimular la circulación en todo el cuerpo.*

*Columna vertebral, relajación general.*

*EXTENUACIÓN. Masajear:*

*Tiroides.*

*IMPOTENCIA. Masajear:*

*Órganos sexuales.*

*INFECCIONES. Masajear:*

*Riñones,*

*Uréter y Vejiga.*

*INTESTINOS (INFLAMACIÓN. Masajear:*

*Intestino grueso,*

*Puntos Linfáticos.*

*INFLAMACIÓN EN GENERAL. Masajear:*

*Puntos Linfáticos,*

*Paratiroides,*

*Y la zona refleja del órgano inflamado*

*ICTERICIA. Masajear:*

*Duodeno,*

*Hígado y Vesícula,*

*Puntos Linfáticos.*

*INSOMNIO. Masajear:*

*Sistema Endocrino,*

*Corazón,*

*Articulación de los hombros,*

*Columna vertebral,*

*Intestino delgado y grueso,*

*Hígado y Vesícula Biliar,*

*Plexo Solar,*

*Cabeza.*

*LUMBALGIA. Masajear:*

*Columna zona lumbar,*

*Nervio ciático.*

*MAREO. Masajear:*

*Hígado.*

*MESTRUACIÓN (Para la sema anterior). Masajear:*

*Para estimular los órganos endocrinos, liberar la tensión y la irritabilidad. 20 minutos, sólo una vez al día.*

*Ovarios.*

*Trompas de Falopio.*

*Pecho.*

*Columna lumbar.*

*Ganglios linfáticos superiores.*

*Antes y despúes del masaje practicar la relajación.*

*MIGRAÑA. Masajear mediante vibración suave, para la relajación en las zonas de los síntomas:*

*Cabeza.*

*Ojos.*

*Cuello.*

*Paratiroides.*

*Hígado.*

*Vesícula.*

*MIOPÍA. Masajear:*

*Riñones,*

*Uréter, vejiga,*

*Ojos.*

*MUÑECA. Masajear:*

*Tobillo.*

*NERVIOS. Masajear:*

*Columna vertebral,*

*Paratiroides,*

*Cabeza.*

*NEURALGIAS. Masajear:*

*Sienes (Nervio Trigémino.)*

*NEURASTENIA. Masajear:*

*Riñones,*

*Uréter y Vejiga,*

*Órganos Sistema Endocrino.*

*Cabeza.*

*OBESIDAD. Masajear:*

*Tiroides .*

*Cambio de dieta.*

*OÍDOS (DOLOR). Masajear:*

*(Para estimular el Sistema Inmunológico y Circulatorio).*

*Cabeza, parte superior y lateral.*

*Oídos.*

*Timo.*

*Puntos Linfáticos.*

*Cervicales.*

*Plexo Solar.*

*OJOS, TRASTORNOS. Masajear:*

*Ojos,*

*Riñones,*

*Uréter y Vejiga.*

*ORINAR DURANTE LA NOCHE. Masajear:*

*Riñones,*

*Uréter y Vejiga.*

*OVARIOS. Masajear:*

*Ovarios,*

*Puntos Linfáticos,*

*Paratiroides.*

*PÁNCREAS: (INFLAMACIÓN). Masajear:*

*Estómago-duodeno,*

*Páncreas,*

*Putos Linfáticos.*

*PARKINSON. Masajear:*

*Riñones, Uréter y Vejiga,*

*Cabeza y Cuello,*

*Órganos del Sistema Endocrino.*

*PIEL (SORIASIS). Masajear:*

*Puntos Linfáticos.*

*Riñones,*

*Uréter y Vejiga,*

*Adrenales,*

*Paratiroides.*

*PRESIÓN ALTA/BAJA. Masajear:*

*Riñones,*

*Uréter y Vejiga,*

*Cabeza.*

*PRÓSTATA. Masajear:*

*Riñones,*

*Uréter y Vejiga,*

Próstata.

RESFRIADO. Masajear:

Zona nasal y de la Laringe,

Parte inferior del pulgar hasta el área intermedia de los dedos, como un semicírculo,

Pulmones, Tráquea y Bronquios (zona dorsal y plantar),

Vías Linfáticas superiores.

Diafragma.

REUMATISMO. Masajear:

Riñones,

Uréter y Vejiga,

Adrenales,

Paratiroides,

En la zona refleja de los órganos afectados.

RONQUERA. Masajear:

Laringe,

Amígdalas,

Puntos linfáticos.

SCOLIOSIS: Masajear:

Columna.

SISTEMA NERVIOSO VEGETATIVO: Masajear:

Plexo solar

*SINOBIAL CONDUCTO (INFLAMACIÓN)* en el codo. *Masajear:*

*Zona refleja del codo.*

*TROMPA DE EUSTAQUIO. Masajear:*

*Zona refleja de la sien,*

*Puntos linfáticos,*

*Glándulas Adrenales,*

*Paratiroides.*

*TESTÍCULOS (CONGESTIÓN). Masajear:*

*Testículos.*

*Puntos linfáticos.*

*TROMBOSIS. Masajear:*

*Riñones,*

*Uréter y Vejiga,*

*Glándulas Adrenales.*

*TUMORES. Masajear:*

*Zona de localización del órgano,*

*Puntos linfáticos,*

*Amígdalas,*

*Bazo.*

*TOBILLOS. Masajear:*

*El punto correspondiente en la muñeca.*

ULCERA DUODENAL. Masajear:

Estómago-duodeno.

UÑAS. Masajear:

Órganos Sistema Endocrino.

URETER (INFLAMACIÓN). Masajear:

Riñones,

Uréter y Vejiga,

Puntos linfáticos.

UTERO (INFLAMACIÓN): Masajear:

Los Ovarios,

Pituitaria,

Puntos linfáticos.

VEJIGA (INFLAMACIÓN). Masajear:

Riñones,

Uréter y Vejiga,

Puntos linfáticos.

VESÍCULA. Masajear:

Duodeno,

Vesícula e Hígado,

Puntos linfáticos.

VENAS VARICOSAS. Masajear:

Riñones,

*Uréter y Vejiga,*
*Glándulas Adrenales ,*
*Columna.*
*ZOSTER. Masajear:*
*Riñones,*
*Uréter y Vejiga,*
*Glándulas Adrenales,*
*Paratiroides.*

## RECOMENDACIONES GENERALES:

- Trabajar en el Sistema que tenga el problema, antes de concentrarse en los puntos individuales.

- Realizar largas pasadas uniformes por el pie en dirección al tobillo antes y después del tratamiento debido a que la zona a tratar puede tener un exceso de energía.

- Efectuar el masaje en los dos pies, no a la vez y tampoco cambiando continuamente de izquierda a derecha (o viceversa).

En algunos órganos sólo existe una zona en uno de los pies, y es lo que habrá que tener en cuenta.

- Efectuar el masaje separándolo en zonas corporales, por ejemplo, Zonas de Cabeza, etc. o por la correspondiente situación anatómica de los Órganos en el Cuerpo.

- Las zonas del Corazón y sus zonas de correspondencia, deberían masajearse siempre con cuidado evitando una presión demasiado fuerte para evitar reacciones negativas.

- Beber mucha agua después del tratamiento, ya

*que ayuda a los Riñones a trabajar eficazmente, liberando las Toxinas y productos residuales.*

# Antes del Masaje preparar el pie

Como cualquier otra actividad física, cuando realizamos un masaje reflexológico, se ha de comenzar con un precalentamiento y una preparación previa.

Esto permitirá que el pié sea más receptivo, además de facilitar el trabajo terapéutico.

1° Poner la mano izquierda debajo del talón con el dedo pulgar apoyado en el tobillo, arrastrar suavemente.

Con la mano derecha hacer movimiento de rotación sobre los dedos. Con este movimiento lograremos aflojar y destrabar el tobillo.

2° Seguir con la mano debajo del pie mientras tiramos del dedo gordo hacia el centro, rotándolo suavemente.

Esto hay que hacerlo con suavidad ya que dicho

dedo tiene poco movimiento y es poco flexible.

3° Luego se continuara con los demás dedos, que se tratarán de la misma manera pero no tan suavemente ya que éstos son más flexibles

y tienen más movimiento.

Este procedimiento es especialmente bueno para dedos deformados.

4° Para liberar el camino de las Toxinas del organismo, hay que hacer un trabajo de bombeo en los Senos procediendo a tomar el pie con una mano y poniendo la otra debajo de la pantorrilla.

Elevándola, empujar el pie hacia atrás, al mismo tiempo presionar los Músculos de la pantorrilla en el momento que están tensos.

La presión en los músculos nunca debe ser mayor de lo que se puede tolerar. Tirar el pie hacia delante y aflojar la presión sobre el músculo.

Estos dos movimientos, se hacen en forma alternada de esta manera se logra que el músculo estimule la Circulación Sanguínea y Linfática de la pierna.

*Control del bloqueo:*

*Se realizará antes de comenzar el masaje reflexológico.*

*Este pequeño truco demostrará si las reacciones reflejas están intactas a través del cuerpo o si están bloqueadas por la dislocación de las Vértebras.*

*Poner los dedos índice en cada lado del talón entre el Tendón de Aquiles y el Hueso del tobillo.*

*Presionar suavemente con los dedos índices al mismo tiempo, haciendo movimientos rotativos en el lugar.*

*Si no se encuentra ningún bloqueo, el paciente sentirá, aproximadamente después de medio minuto, un cosquilleo en los brazos hasta la punta de los dedos.*

*Si no aparece esta reacción significa que el masaje no tendrá efecto si no se desbloquea primero.*

*La razón más común de bloqueo se encuentra en la 7a Vértebra Cervical y en la 1a Dorsal.*

Puede haber un desplazamiento que generalmente no molesta.

Estas Vértebras deben ser controladas por un Traumatólogo.

En caso de bloqueo simple, se puede desbloquear masajeando un punto que está ubicado a una palma, medida desde la parte superior del empeine, en la cara anterior de la pierna, sobre el tobillo.

Después del precalentamiento:

Existe un punto que se trabaja dos veces, o sea antes de comenzar con el masaje y al finalizar, es el Plexo Solar, punto reflejo del Sistema Nervioso que se encuentra ubicado en la planta del pie, en el centro debajo del Tarso.

Es un punto que suele doler siempre, pues se trata de un reflejo sensible.

Se trabaja presionando unas tres o cuatro veces, con el dedo pulgar, con una fuerza de 2 a 3 kilos.

Mientras que se le pide a la persona que respire profundamente, que inhale a cada presión y exhale *cuando soltamos.*

## TÉCNICA DE SEDACIÓN PARA LOS PRIMEROS AUXILIOS.

*Sedación significa tranquilidad.*

*Esta técnica especial para los primeros auxilios se usa también en casos de estados agudos de enfermedad.*

*Se efectúa con el pulgar, a veces también con otro dedo. En un principio se busca la zona de dolor agudo en el pie para la sedación. La intensidad de la presión será dosificada de forma que el dolor sea aún soportable, la duración depende de la reacción.*

*Muchas veces el dolor en el órgano cesa después de 10-30 segundos, a veces, sin embargo, tarda 1-2 minutos o incluso más. El alivio claro del dolor o la debilitación de otros síntomas agudos de enfermedad es la señal para finalizar la presión.*

*Esta técnica de sedación puede repetirse en caso de necesidad y rápidamente se alivian estados agudos de enfermedad.*

*El cese de los síntomas sin embargo, no debe siempre interpretarse como curación, sino solamente como un cese de síntomas, tal como se logra por ejemplo también con un analgésico.*

*A pesar de que en ocasiones esta técnica es suficiente para activar las fuerzas de autocuración del cuerpo de tal forma que es capaz de eliminar las causas de la enfermedad por sí sola, no debe confiarse de manera generalizada.*

*La Técnica de Sedación está sobretodo indicada en caso de Dolores Dentales Agudos, de Oídos, Nerviosos, Reumáticos sobre todo en la espalda (como Lumbago, Ciática, Reuma Muscular, Trastornos de los Discos Intervertebrales), Espasmos dolorosos y Cólicos.*

# Tema 13 Reflexología como calidad de vida

La Reflexologia  nos aporta infinitos recursos para tener una mejor calidad de vida.


Las manipulaciones precisas sobre las zonas reflejas de los pies producen bienestar físico-psíquico, actuando de forma inmediata.


La Reflexología Podal no solo se usa para aliviar problemas físicos; como Técnica Holística también se puede usar para detectar y regular problemas emocionales, realmente puede ayudar a levantar el ánimo y al mismo tiempo relajar el estrés y las tensiones de la vida cotidiana.


Ayuda a conectar  con el Yo Interior, pues aunque las cosas no son siempre como se desean, si se tiene confianza, se aceptará la vida y se aprovechará al máximo.

*Cuando se irradia confianza se atrae a personas y situaciones positivas.*

*Orden general que sigue un masaje completo:*

*1° Riñones, Uréter y Vejiga, para que las substancias tóxicas (Ácidos Úricos) se disuelvan y, también se eliminen del Sistema sin sobrecargar la Circulación.*

*Ésta es la parte en la que se deberá insistir más tiempo.*

*2° La cabeza, control central de todos los Órganos, ayudará a tener claridad de pensamiento y aliviar las preocupaciones. Se aplicará el movimiento de la oruga.*

*3° Área Gastrointestinal: Intestino, Hígado y Páncreas, órganos descontaminadores y metabolizantes.*

*4° Los puntos Linfáticos, donde se trabaja el Sistema Inmunitario y el buen funcionamiento de la Linfa para la producción de Anticuerpos: Linfocitos.*

5º Pecho, Pulmones y Diafragma que ayudará a respirar profundamente y al presionar y soltar varias veces el Plexo Solar, ayudará a calmar la tensión nerviosa.

6º Glándula Pituitaria, pellizqueo, para equilibrar las Hormonas y las emociones.

7º Todos los demás puntos sensitivos.

Cada punto debe ser masajeado como mínimo de 3 a 5 minutos.

En caso de desorden agudo, el tiempo puede doblarse o triplicarse sin ningún miedo.

Precaución solamente en el Hígado y en la zona refleja de la Espina Dorsal.

La posición del dedo, tiene que ser firme pero flexionando continuamente. Nunca en posición rígida, punzante y sin deslizamiento.

# *Aceites esenciales*

Los aceites esenciales nos aportan grandes beneficios a la hora de realizar un masaje en los pies.

Hemos de tener encuenta aplicarlos con un aceite portador para evitar quemaduras o irritaciones en la piel.

Los más utilizados son:

Menta, nos ayuda a tratar dolores por su rico contenido en alcafor, un compuesto con propiedades analgéxicas y equilibrantes.

Podemos aplicar también el de aguacate por su gran capacidad deslizante.

El de árbol de té:

*Por su olor característico y poder balsámico.*

*El de Eucaripto: Exelente para estimular la circulación sanguínea a la vez que vamos presionando puntos reflejos.*

*Es bueno para afecciones de la piel: antifúngico, antiviral y antiinflamatorio.*

*Aceite de bergamota:*

*Este aceite floral es antiséptico y calma el dolor.*

*Tambien actúa como antidepresivo.*

*Se ha de tener mucho cuidado de los rayos del sol por su poder antiséptico.*

*Camomila: Un aceite con suve aroma a manzana*

*Primero la camomila alemana es ideal para ampollas e inflamaciones; De igual forma la romana ayuda a tener un sueño reparador y calma el dolor. También mejora el aspecto de la piel.*

*Clementina:*

*Aceite esencial de olor ácido y ligeramente dulce. Es un buen antiespasmódico, también indicado para la tensión premenstrual.*

*Aceite de incienso*

*Un aceite con aroma a alcanfor y con trazas de limón excelnte para el hombre. Calma la ansiedad y también mejora el ánimo.*

*Asimismo ayuda a superar etapas difíciles. También es indicado para pieles maduras.*

*De manera similar posee propiedades antisépticas.*

*Aceite de Jazmín:*

*Esta fragancia floral es excelente para casos de ansiedad y trastonos de la regla. Tiene además popiiedades afrodiciacca*

*Aceite de Jengibre*

*Posee un aroma dulce y amaderado.*

*Es útil en caso de dolor o de lesiones deportivas.*

*Además es cálido, asimismo adecuado en artritis, espasmo muscular y mala circulación. Igualmente mejora la digestión y combate el mareo.*

*Lavanda*

*Posee esencia amaderada, con un suave toque de*

musgo. Es idóneo en caso de estrés o de trastornos nerviosos.

También es un buen antiinflamatorio y antiséptico. De igual forma ayuda a combatir problemas cutáneos.

Aceite de Limón:

Con aguda esencia cítrica, combina bien con aceites florales fuertes. Es muy util en caso de dolor, lesión, depresión y retención de líquidos.

De esta forma es muy bueno para la circulación pesada o venas varicosas. Así mismo también es astringente.

Aceite de mandarin:

Con un ligero aroma a naranja es muy relajante y vivificante a la vez.

También es útil en caso de ansiedad, estrés, insomnio y síndrome premenstrual. De igual forma suele recomendarse durante el embarazo.

Aceite de menta:

Aceite con aroma mentolado, poderoso y fresco. Estimula la circulación de esta forma es bueno en caso de pies doloridos. No obstante usado en exceso puede irritar la piel. Igualmente no debe aplicarse a personas que sufran epilepsia.

Aceite Neroli

Suave esencia floral con notas de alga marina. Ayuda a combatir la depresión, shocks, agotamiento e insomnio.

También mejora el aspecto si hay rotura de capilares o cicatrices. Asimismo puede producir somnolencia.

Aceite de pomelo

Aroma ácido; combina bien con aceites florales. Reanima y es un buen antidepresivo. De igual forma posee propiedades limpiadoras y también mejora el sistema inmunológico.

Aceite de romero

Aceite esencial con aroma alcanforoso y refrescante. Calma el dolor y la rigidez muscular.

También aumenta la concentración, asimismo combate el estrés y el agotamiento.

No obstante intente no usar en caso de sufrir hipertensión o epilepsia.

*Aceite de rosa:*

*Rica fragancia floral que es indicada para la piel. Igualmente es útil en caso de venas rotas o varicosas, y en trastornos de la mujer (síndrome premenstrual), así mismo como en dolor, depresión y fatiga.*

*Aceite de sándalo:*

*Aceite esencial de suave olor amaderado.*

*Es relajante, antiséptico y antiinflamatorio. Igualmente es indicado en caso de piel seca. También combate el estrés y el cansancio. Del mismo modo posee propiedades afrodisíacas.*

*Aceite de tomillo:*

*Aceite de esencia herbal fuerte. Es un buen antiséptico, antiespasmódico, antifúngico y antiviral.*

*De igual forma es estimulante y por lo tanto aumenta la concentración.*

*Aceite de violeta:*

*Aceite con un dulce y rico olor floral.*

*Mejora la circulación y nutre la piel.*

*También calma el dolor y posee propiedades antiinflamatorias.*

*Aceite Ylang-Ylang*

*Es una esencia poderosa y picante.*

# *Bibliografía*

Las imágenes y fotos que acompañan este trabajo, muchas de ellas son elavoradas siguiendo una plantilla.

Otras extraídas de los siguientes libros que he

utilizado para el desarrollo del trabajo.

Al que he consultado como documentación de estudio y apoyo.

Bertherat T., Bernstein C.: El cuerpo tiene sus razones. Paidos

Byers D.: Mejora tu salud con la reflexología de los pies. Barcelona: Océano ámbar; 2006.

Dethlefsen T., Dahlke

R: La enfermedad como camino.

Plaza & Janés

Gerhard Leibold  Reflexoterapia.

Aldaba Ediciones. 1989.

*Gonzalo L.:*

*Reflexoterapia:* bases *Neurológicas.Navarra:Eunsa;1997*

*Grinberg A.: Reflexología. Diagnóstico y curación por el pie.*

*Barcelona: Martínez Roca Ediciones;1995.*

*López Blanco, A.: Manual de reflexología.*

*Método holístico. Madrid: Robin Book; 2005.*

*Marchelli,B.:  Reflexología de pies y manos. Ed. Agama ;*

*2007.*

*Norman L., Cowan T.: Reflexología del pie.*

*Madrid: Martínez Roca*

*Rodríguez Miron, E : Guía práctica de reflexología podal. Madrid: Mándala Ediciones; 2004.*

*Sonia Ducie Guía fácil sobre Reflexología. E. Ribinbook, S.L. año 1998 .Barcelona.*

*Stormer C.: Lenguaje del Cuerpo, 1995*

*Stormer C.: Reflexología podal. Barcelona: Paidotribo; 2005.*

*Wagner F.: Reflexología.*

*Barcelona: Hispano Europea  S.A; 2002.*

*Willis P.: Manual de reflexología. Barcelona: Timun Mas; 2005.*

*Viñas F.: La respuesta está en los pies :Argentina: Integral-Vida-Alternat; 2003*

*Manual de Reflexologia: Introducción a la Reflexología Podal.*

*Autor: Purificación González Ruiz.*

*Publicado en Málaga.  Año 2012.-*

# Láminas reflexo-podal.

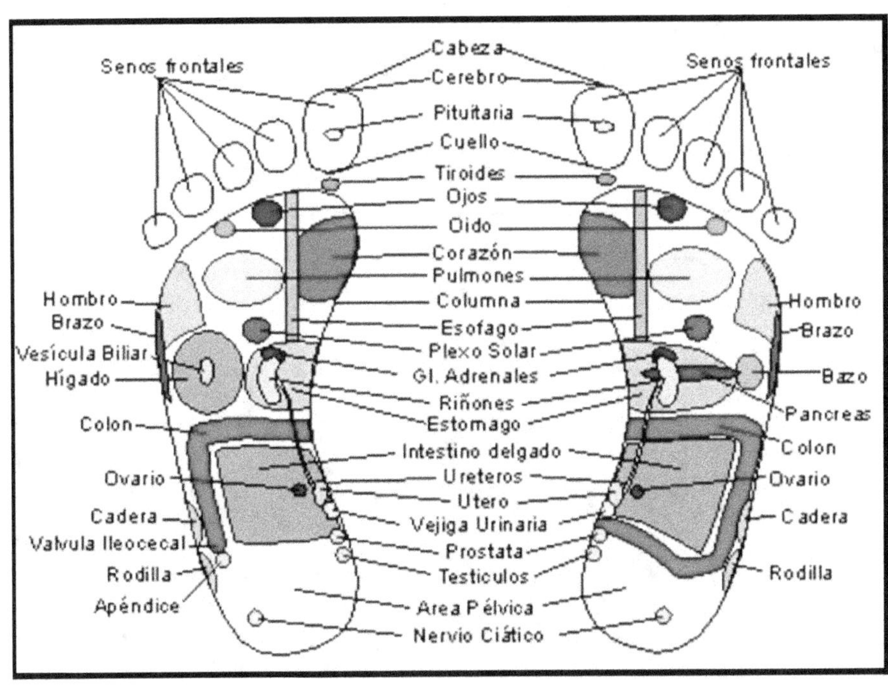

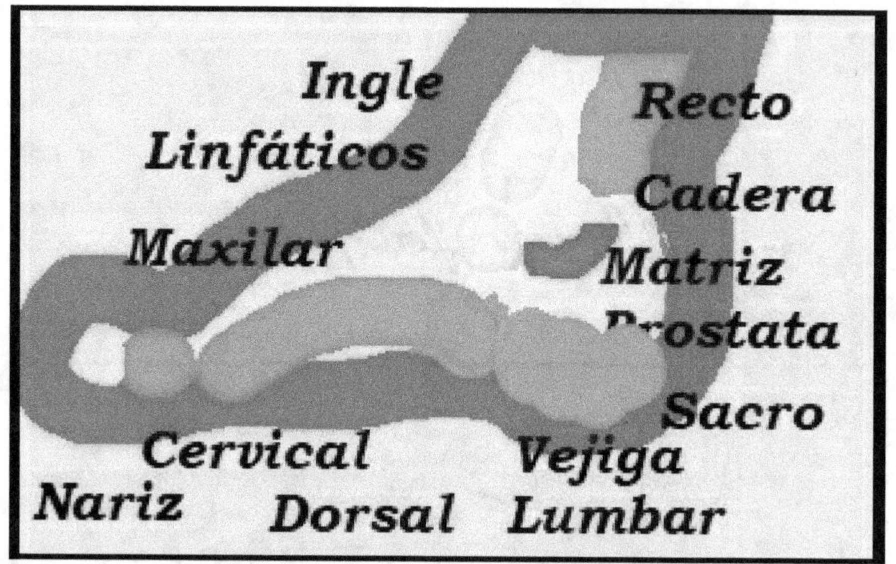

Ingle
Linfáticos
Maxilar
Recto
Cadera
Matriz
Prostata
Sacro
Cervical
Nariz
Dorsal
Vejiga
Lumbar


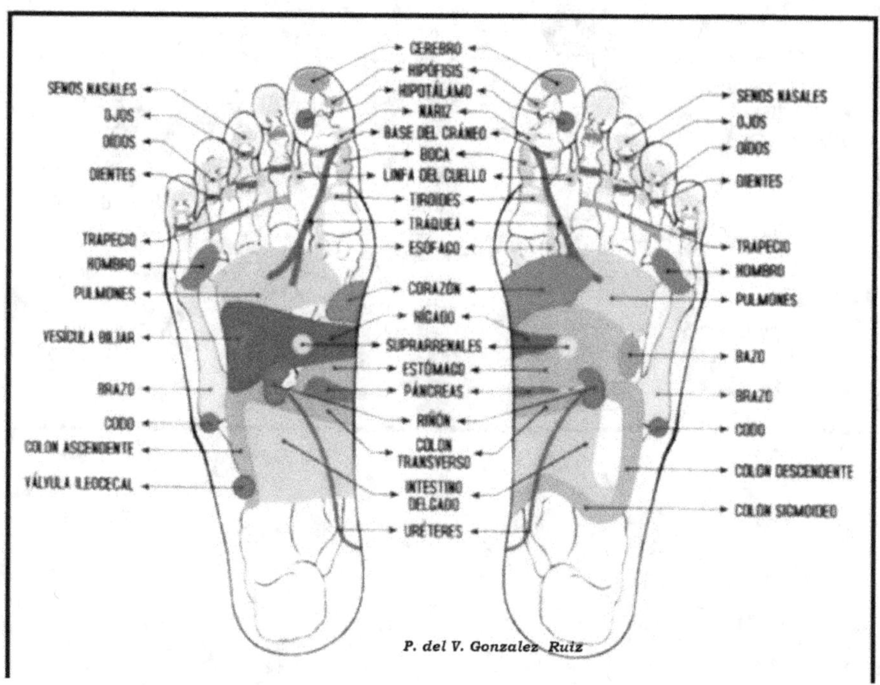

CEREBRO
HIPÓFISIS
HIPOTÁLAMO
NARIZ
BASE DEL CRÁNEO
BOCA
LINFA DEL CUELLO
TIROIDES
TRÁQUEA
ESÓFAGO
CORAZÓN
HÍGADO
SUPRARRENALES
ESTÓMAGO
PÁNCREAS
RIÑÓN
COLON TRANSVERSO
INTESTINO DELGADO
URÉTERES
SENOS NASALES
OJOS
OÍDOS
DIENTES
TRAPECIO
HOMBRO
PULMONES
VESÍCULA BILIAR
BRAZO
CODO
COLON ASCENDENTE
VÁLVULA ILEOCECAL
SENOS NASALES
OJOS
OÍDOS
DIENTES
TRAPECIO
HOMBRO
PULMONES
BAZO
BRAZO
CODO
COLON DESCENDENTE
COLON SIGMOIDEO
P. del V. Gonzalez Ruiz

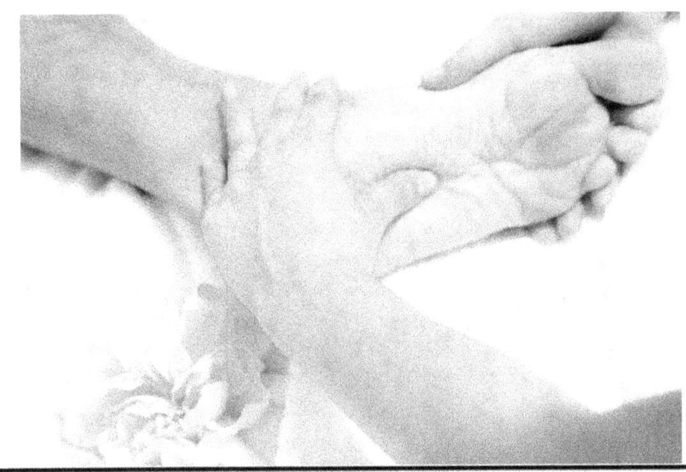

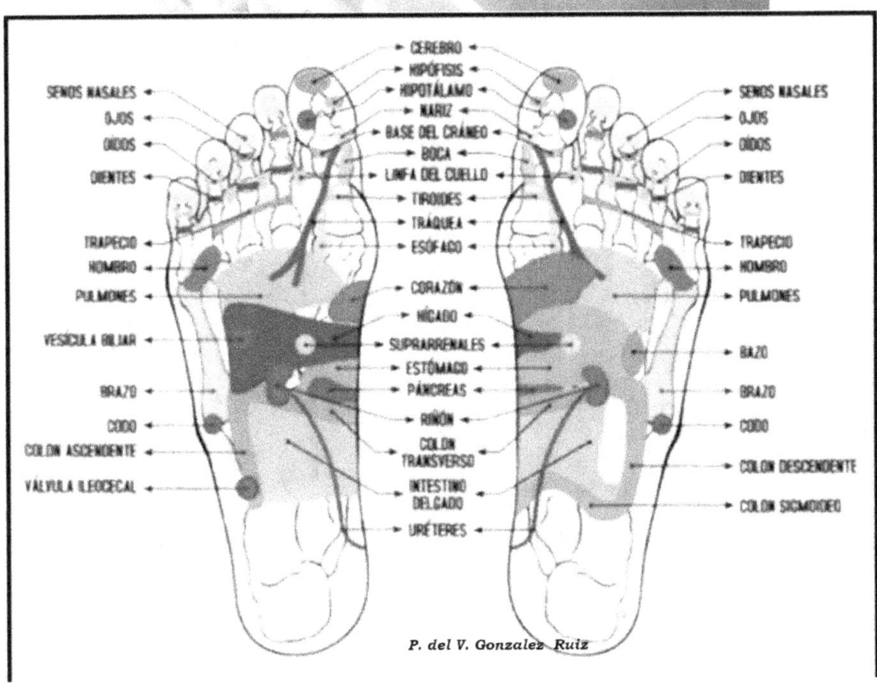

CEREBRO
HIPÓFISIS
HIPOTÁLAMO
NARIZ
BASE DEL CRÁNEO
BOCA
LINFA DEL CUELLO
TIROIDES
TRÁQUEA
ESÓFAGO
CORAZÓN
HÍGADO
SUPRARRENALES
ESTÓMAGO
PÁNCREAS
RIÑÓN
COLON TRANSVERSO
INTESTINO DELGADO
URÉTERES
SENOS NASALES
OJOS
OÍDOS
DIENTES
TRAPECIO
HOMBRO
PULMONES
VESÍCULA BILIAR
BRAZO
CODO
COLON ASCENDENTE
VÁLVULA ILEOCECAL
SENOS NASALES
OJOS
OÍDOS
DIENTES
TRAPECIO
HOMBRO
PULMONES
BAZO
BRAZO
CODO
COLON DESCENDENTE
COLON SIGMOIDEO
P. del V. Gonzalez Ruiz

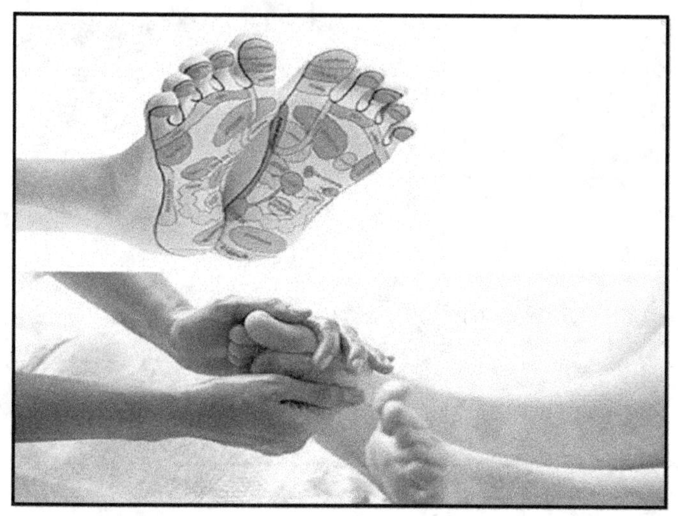

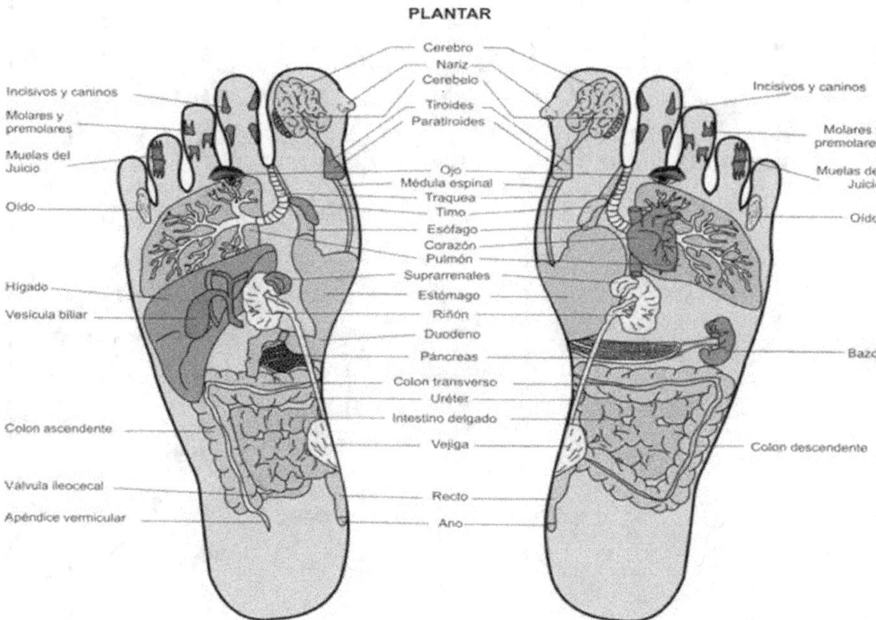
PLANTAR
Cerebro
Nariz
Cerebelo
Tiroides
Paratiroides
Incisivos y caninos
Molares y premolares
Muelas del Juicio
Oído
Ojo
Médula espinal
Traquea
Timo
Esófago
Corazón
Pulmón
Suprarrenales
Estómago
Riñón
Duodeno
Páncreas
Colon transverso
Uréter
Intestino delgado
Vejiga
Recto
Ano
Incisivos y caninos
Molares y premolares
Muelas del Juicio
Oído
Hígado
Vesícula biliar
Bazo
Colon ascendente
Colon descendente
Válvula ileocecal
Apéndice vermicular

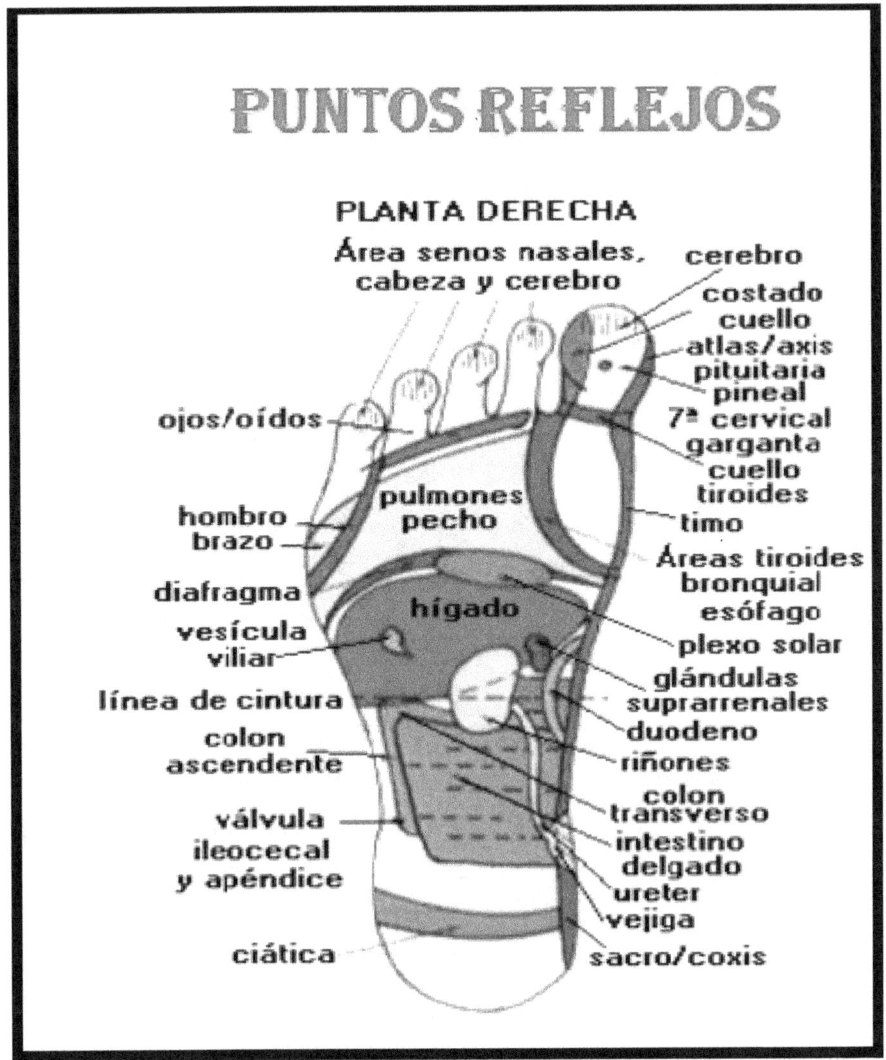

PUNTOS REFLEJOS
PLANTA DERECHA
Área senos nasales, cabeza y cerebro
cerebro
costado
cuello
atlas/axis
pituitaria
pineal
7ª cervical
garganta
cuello
tiroides
timo
ojos/oídos
pulmones
pecho
hombro
brazo
Áreas tiroides
bronquial
esófago
diafragma
hígado
plexo solar
vesícula
viliar
glándulas
suprarrenales
línea de cintura
duodeno
colon
ascendente
riñones
colon
transverso
válvula
ileocecal
y apéndice
intestino
delgado
ureter
vejiga
ciática
sacro/coxis

## 365 Decretos, Uno Para Cada Día Del Año.

Buscaba un cambio radical en mi vida. Un nuevo paradigma que me hiciera vibrar desde lo más profundo. Las enseñanzas de Louise Hay fueron como un peldaño para transitar hacia los 40 años que muy pronto cumpliría. Comenzaba para mí una nueva etapa, donde las preguntas que me había venido formulando, ya tienen respuestas aunque muchas veces no en la coherencia que deseabs. Agradezco aquellos primeros libros que comencé a leer con tanta inquietud.

La lectura y estudio de esta filosofía, fue dejando huellas muy profundas. Despertaron en mí el valor y la confianza que había quedado apagada por las circunstancias de la vida. Cada mañana era un nuevo despertar, una nueva ilusión, una nueva ganas de vivir y de sentir que todo era posible, sólo tenía que darme permiso a cambiar mi percepción de las cosas, cambiar mi punto de referencia, algo que con el tiempo fui comprendiendo cada vez más. No quedarme con lo que no pudo ser, darme permiso a lo nuevo que puedo crear y todo ello partiendo de la aceptación, de la comprensión y perdón de mi misma y de mi entorno. Sin juicios, sin críticas, sin debilidades.

## Cómo Vivir En Paz Y Ser Feliz. A La Luz De Un Curso De Milagros.

El Curso de Milagros es un sistema de auto-estudio de pensamiento espiritual que enseña el camino del Amor, de recordarnos quienes Somos y de dónde venimos y hacia dónde vamos.

Nos allana el camino para el retorno y el despertar del Amor.

Ante los efectos del Milagro, el miedo se desvanece.

El curso, es un libro que fue escrito de puño y letra por una mujer atea, psicóloga, que como yo deseaba un cambio en su vida y escuchó una voz que al parecer le decia que tormara nota. Cuando ella preguntó quien era, la Voz le dijo. Soy Jesús.

## Péndulo Hebreo - Nivel Básico Y Avanzado: El Arte De Sana Tu Vida -3- (Spanish Edition)

El Péndulo Hebreo es una herramienta cabalística que se utiliza desde la antigüedad para sanación.Aprende poco a poco esta técnica siguiendo las indicaciones para trabajar de forma presencial o en plantillas.-Te preguntarás por qué usar el Péndulo Hebreo y no otros.? El Péndulo Hebreo es de madera de Haya, resistente, inalterable ninguna otra energías densa puedes interferir sobre él.En este libro abordaré el tema de las energías densas y morbosidades energéticas, tales como Miasmas, Mal de Ojo, Magia, Larvas y Reencarnación.Es necesario tener conocimientos previos o realizarlo junto a un profesional. Sugiero acompañar el las sesiones con la aplicación de Filtros resonadores con las esencia indicadas en el manual. "Muérdago, Flor de Lys y Rosa de la Montaña. Ayudará en el proceso de estimular los niveles vibracionales necesarios para mejorar la capacidad de la respuesta biológica.

## El Arte De Biodescodificar: Cómo Gestionar Las Emociones (Autoayuda) (Spanish Edition)

El objetivo principal de este libro es para proporcionarles los recursos necesarios a todas aquellas personas que están en la búsqueda de Biodescodificar un problema, un conflicto o cualquier situación que les haya tocado vivir.

Mi propósito es llegar a ellos para ayudarlos en ese proceso tan difícil de tomar conciencia, del despertar a un nuevo paradigma y vivir así desde el amor y la aceptación.

Bibliografía: Diccionario de Biodescodificación. Código de las Emociones de Bradley Nelson. Algunas imágenes de Internet.

## Sanación Con Péndulo-Hebreo-Nombres-Dios-

La palabra Radiestesia fue formada por dos vocablos "Radius" "aisthesis" y se le atribuye al Abad Bouly en el año 1920. Es la capacidad que tiene una persona para percibir y medir las frecuencias electromagnéticas y estudiar los fenómenos de la naturaleza. Es un don innato a todo ser vivo: plantas, animales, personas, grupos. Se puede manifestar en lo personal y en lo profesional.Con el Péndulo podemos observar, que es una energía electromagnética que influye en el organismo y que emite señales a través de nuestro Sistema Nervioso cerebro espinal que actúa como antena.Lo podemos usar de diferentes formas: Para realizar un diagnostico y para armonizar y sanar.Si lo aplicamos con mucha paciencia, podremos detectar cualquier frecuencia vibratoria en nuestro campo electromagnético.Como amante de esta técnica quiero transmitirla para que podáis descubrir las ventajas que tiene en nuestra vida diaria. Nuestro cerebro es como un radar que continuamente sintoniza con la energía cósmica, se retroalimenta de ella, la expande por todos nuestros centros energéticos alcanzando así una vida saludable, armoniosa y equilibrada. También quiero compartir los Nombres de Dios, cada uno encierra una vibración diferente que nos cambia y fortalece.

## Masaje Metamórfico: Del Metamórfico Al Celular

Masaje metamórfico es una técnica vibracional que nos reconecta con la etapa de gestación. La Técnica Metamórfica es un método que ayuda a la Energía Vital para que reanude sus capacidades ilimitadas de curación interna y por esto la denominamos la Técnica de la Autocuración. Es la conciencia celular la que ordena y libera la capacidad de la energía curativa, que fluye constantemente gracias a la vida que vibra y regenera con la respiración a todo el cuerpo.

## Masaje Intuitivo Y Energético

os masajes energéticos te conectarán con una realidad más profunda a nivel físico, mental, emocional y espiritual. Aprenderás técnicas que te ayudarán mejorar el funcionamiento interno del organismo. Estos masajes se realizarán de manera suave, sintiendo la energía de la persona, para poder detectar, un bloqueo, un vacío energético o cualquier otro desequilibrio. Mediante toques muy sutiles, con aceites esenciales en puntos energéticos ayudar

## 365 Decretos Para Cambiar Tu Vida Y Ser Feliz. Uno Para Cada Dia Del Año.

Cada mañana era un nuevo despertar, una nueva ilusión, una nueva ganas de vivir y de sentir que todo era posible, sólo tenía que darme permiso a cambiar mi percepción de las cosas, cambiar mi punto de referencia, algo que con el tiempo fui comprendiendo cada vez más. No quedarme con lo que no pudo ser, darme permiso a lo nuevo que puedo crear y todo ello partiendo de la aceptación, de la comprensión y perdón de mi misma y de mi entorno. Sin juicios, sin críticas, sin debilidades. Buscando cada día esa fortaleza, esa constancia de seguir, de tener el valor de enfrentarme a lo que la vida cada día me ofrecía. De agradecer cada momento como una oportunidad de aprendizaje, de ser creadora de una nueva realidad en mi vida y en mi entorno. Hice mis primeros relatos en papel, sobre ese gran cambio que se fue gestando en mi vida. En aquella época nunca pensé que llegué que se pudiera publicar. Ahora tenemos la suerte de estos maravillosos servicios que nos ofrece Amazon y podemos hacer realidad nuestro sueño de juventud.

Escuchando mi corazón desde lo más profundo, plasmo en puño y letra lo que ahora transcribo para vosotros. Ya llevamos muchos años de estas filosofías y metafísicas cuánticas del pensamiento.

## La Aventura De Vivir

La Aventura de vivir me ha hecho tomar consciencia de que no soy débil, sino fuerte. No soy un inútil, sino alguien todopoderoso. No estoy limitado, sino que soy ilimitado. No tengo dudas, sino seguridad. No soy una ilusión, sino algo real. No puedo ver en la oscuridad, sino en la luz. Ahora tomate un tiempo para reflexionar y luego vuelve que hablaremos sobre este maravilloso y apasionante camino de irte conociendo, descubriéndote, de saber quien eres y hacia dónde vas!!

## Beneficio De Las Esencias Florales

Las Esencias Florales se utilizan como apoyo en la terapia psicológica y su influencia en el estado emocional de cada persona.

Las flores de Bach son preparadas a base de plantas y de flores, concebidas para tratar un cierto número de problemas de orden emocional y psicosomático.

Desde tiempos remotos, el ser humano buscó en los tres mundos un equilibrio fisico mental y emocional asi como energético para tener mayor calidad de vida.

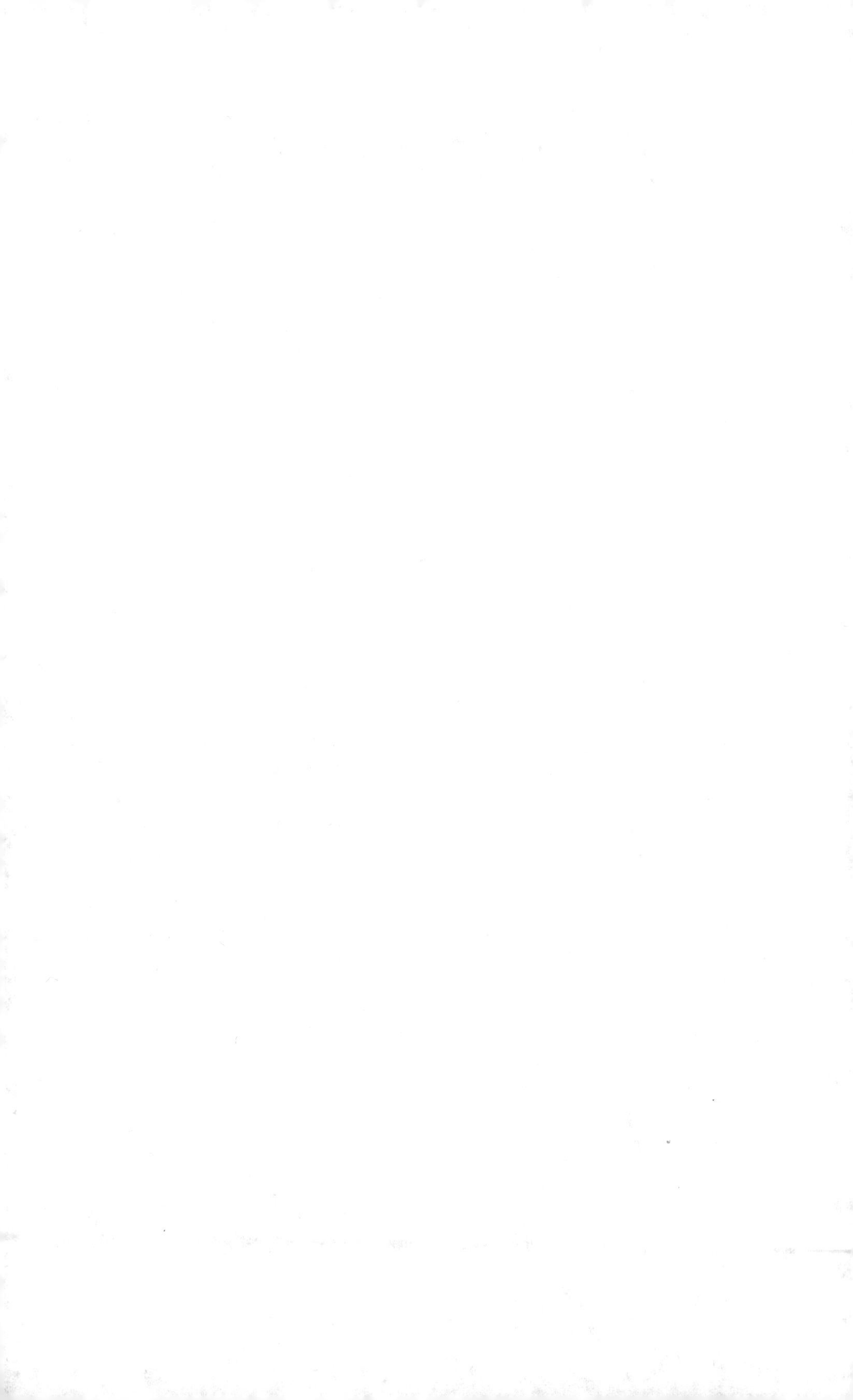